beautifully
different

自閉症スペクトラム
異なるレンズで世界を見る

MAKIKO

日本文芸社

Introduction

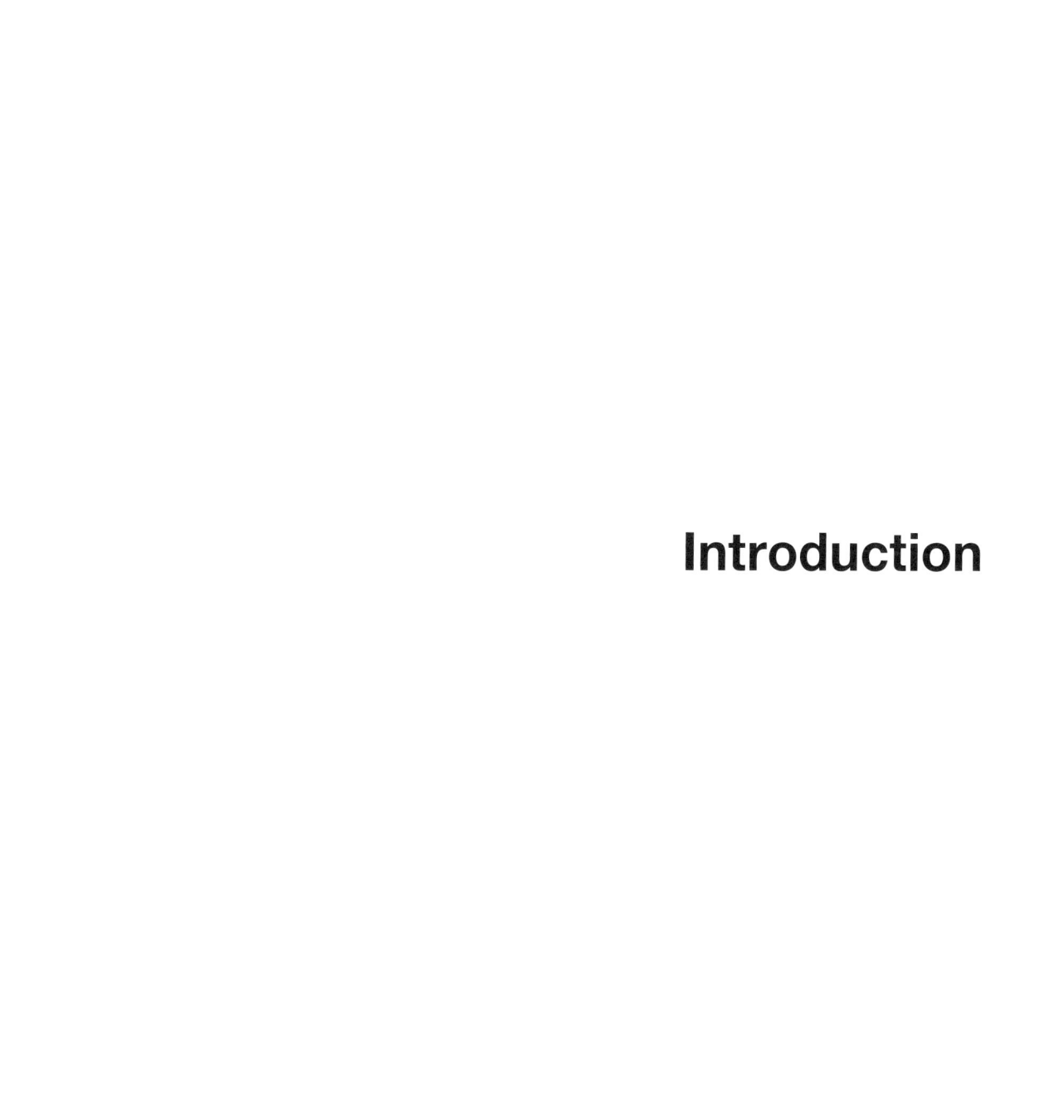

はじめに

　自閉症の子どもたちが新たな光の下で世界を見るために、何かできることはないだろうか。そんな考えから、この本は生まれました。彼ら一人ひとりには独特の才能があります。その才能は、私たちの想像の域を超えた素晴らしいものであり、彼ら一人ひとりが深く信頼され、愛情に包まれることにふさわしいのです。

　型にはまらない行動をとる子どもたちに出会って驚いたことはありませんか。彼らはほかの子どもたちとはとても違っていて、こちらが思うように人とやりとりしたり、普通のことに興味を持ったりしません。例えば、靴を履くこと、ある種の食べ物を食べること、一日の行動パターンに変更が生じることなど、ごく普通のことに対して、極端に反応するかもしれません。彼らの親は、自分の子どもがうまく育っていないのではないかと悩んでしまいます。このような型にはまらない行動や違い、特に初期の段階で重要な発達の遅れが見られるのは、脳が通常とは違う発達の仕方をしている兆候なのです。

　この本には 自閉症スペクトラム障害（ASD、Autism Spectrum Disorder）の子どもたちが登場します。彼らの精神の発達はそれぞれ異なります。読者のみなさんは、彼

らの目を通して世界を垣間見る機会に恵まれるでしょう。もし、写真やストーリー、そして彼ら自身にじっくり触れていただければ、何かを得られるかもしれません。それが何かは人によって違うでしょう。ものの見方が普通とは違う子どもに対する心の準備であったり、世の中の見方が変わることであったり。しかし、どんな方もきっと、普通とのギリギリの境界線にいる子どもたちを、もっと受け入れられるようになるのではないでしょうか。

　なぜこのような子どもたちは私たちとは違うのでしょうか。この質問への答えは、新生児の脳について知ることから始まります。赤ん坊たちは個別の才能を持ってこの世に生まれてくるのですが、それぞれが世の中をどう見るかということを通して発達します。そして、この見方が普通ではないとか、変だとか、「余りにも違いすぎる」という子どもがいることがあります。例えば、そういった子どもは腹這いになって寝転がるのが大好きだったりするのですが、おもちゃの車が、床の上を行ったり来たりするときに、車輪が回転するのを見るのにちょうどよい角度に目を構えていたりします。山道をエンジン全開で運転しているのを想像しながら車で遊んでいる子どもとは、まるっきり違うでしょう。車遊びは面白いと、ほかの子と一緒に遊ぶことにワクワクしている子どもとも、とても違うでしょう。

　この本で、私たちはほかの同年代の子どもとは違った見方をする、ASDの子どもたちに焦点を当て、彼らの心の中を覗いてみたいと思います。ASDの子どもたちとじっくり向き合って、一人ひとりの子どもを観察したり、話を聞いてみたり、理解してみたりしてください。もし私たちが時間をかければ、それなりに学ぶものがあるでしょう。子どもたちがリラックスした状態で、遊んだり自分の考えを表現したりするのを聞けば、読者のみなさんにもおわかりいただけると思います。深く理解することによって、どう私たちの世界から子どもたちの世界へと橋渡しをすることができるようになるかが。それができると、私たちは子どもが学んだり、自信をつけたり、愛されていると感じられたりするようになる道筋を作ってあげることができるでしょう。

　子どもたちそれぞれには、独特の価値があると

思います。だからこそ、私たちはより健康的で幸せな大人になれるように、幼少期の基礎を築いてあげなければなりません。その過程で、私たちも変われるのです。どの子どもについてもはっきりわかっていることは、もし私たちが彼らをよく見ていれば、驚いたり学んだりすることがあるということです。彼らを通して、私たちは改めて理解することができ、私たち自身のものの見方や人生のアプローチの仕方が、日常の仕事や人とのやり取りを通してより効果的になるでしょう。また、友だちや家族、同僚ともっと喜びを分かち合えることにも役立つのではないでしょうか。

自閉症スペクトラム障害（ASD）について

　自閉症スペクトラム障害（ASD）は人口の少なくとも1％以上、88人に1人の子どもに見られます。男性は女性の3〜4倍くらいです。専門家は、特別な評価を行って子どもの態度を観察したり、ケアをする人たちと懇談して子どもの発育についての情報を得たりすることで、ASDかどうか診断します。ASDに対する医学的テストや治癒方法はありません。ASDであると診断されるには、社会性、コミュニケーションにおいてある種の問題が見られ、子どもの日常生活に常に差し障りがあるということが要件です。ASDの診断の基準に、これらの問題が知的障害によるものかどうかは関係ありません。とはいえ、ASDの人の中には知的障害が見られる場合もあります。

　社会性、コミュニケーション面で一定の行動をとる人たちにASDという単語を使いますが、誰ひとりとして同じ症状は見られません。ほかの人と同じように、彼らにも彼ら自身の性格があり、好き嫌いがあります。能力のレベルは深刻な障害レベルから、若干問題視されるレベルまで（広範囲に）わたります。この本では、会話能力を習得していて、認知能力が典型的またはギフテッド（訳注：生まれつき類い稀なる才能を持つ人）であるASDの子どもたちに焦点を当てます。

　ASDの人の社会性、コミュニケーション面における行動は、ほかの多くの人たちとは違います。それは、人生のごく初期段階から脳が異なる発達をしたからです。結果として、ほかの人とは違う方法で世の中のことを経験するので、ASDの影響がないほとん

どの人たちにはよくわからないでしょう。それゆえ私たちは、ASDの人とのやり取りをしたことがあろうとなかろうと、十分に理解して速やかに対処することができません。これは（双方間での）緊張やぎこちなさを生み、結局のところASDの人が拒絶され、孤独になるのです。

　もし世の中にASDの人に対する深い理解があれば、（みんなが違っていてもそれでいいという）個人の違いを改めて認識するでしょう。いったん、不可解なところがなくなれば、人とは違ったことを好んだり、興味を持ったり、違う態度をとったり、反応したりという、ASDの人の態度が尊重されるでしょう。私たちはASDの人を変だとか、ぶしつけだとか、さらにはある意味で劣っているとか判断するのではなくて、ASDの人の世の中の見方や、彼らが秀でていることを理解し、支えることができます。

　この本では、読者のみなさんにASDの子どもたちの心を垣間見ていただいて、彼らと私たちとのギャップを埋めるための、一歩を踏み出すことにしましょう。

ASDとは？

　1歳の誕生日を迎えるまでに、ASDの子どもはほかの子どもとは違ってきます。彼らはコミュニケーションや社会的な遊びの場で、違った成長をしはじめます。ある子どもは日々のスケジュールに予期しないことがあった場合、それなりに調整するのですが、ほかの子とはやり方が違っていて、身体をこちらが思ってもみないような感じに動かしたり反復運動をしたりします。このような違いがあることで、普通に学んだり、年齢相応に発達したりする能力を妨げられる場合、子どもの発達に特化した専門家による評価を受ける必要があります。評価の結果で、子どもがASDの基準に達しているかどうか、特別なセラピーや教育支援が必要かどうかがわかるでしょう。

　社会的なことでは、ASDの子どもたちは、単に一緒にいたいからとか、時間を分かち合いたいからという目的で他人と接することはしません。誰かと接することがあっても、ASDの子どもたちは（こちらが思うようには）継続して人と関わるようなことはしないのです。彼らはおもちゃや社会的なゲームで遊ぶとき、おしゃべりをするとき、またはほかの人に合わ

せるときにさえ、自分たちの態度をどう繋げていいのかわかっていないようです。結果として、人との間でのやりとり、または相互関係に混乱をきたすことになります。

　発達段階で大切な「模倣」という行為は、ASDの人の中では模倣としては成り立ちません。模倣は社会的に発達する段階で重要であり、子どもたちを他者から学ばせることもでき、二人の人がどう似通っているか、違っているかを知る判断力も発達させます。

　ASDの子どもたちにおいては、模倣はこちらが思うようなやり方では成果が出ません。彼らはほかの人たちの動作のニュアンスを汲み取れないようですし、社会的に適当な行為として（例えば新しいおもちゃでどう遊ぶかとか、箱が靴であると仮定してまねごと遊びをするとか）まねることもないようです。ほかの人の行動を模倣することは、「分かち合う」とかほかの人と行動を一緒にすることには使われません。

　ASDの子どもが他人をまねる場合、遊びに関連のあることをまねるというよりも、脈絡のないことをまねることがよくあります。特別な指導を通して、ASDの子どもたちはほかの人たちをまねることを学びます。が、時として、タイミングや彼らがまねしようと選んだ対象が不自然なものであったり、普通でなかったりするでしょう。

　ASDの人にとっては、自分のまわりで何が起こっているのかを理解することが一般的に難しかったり、物事を正しく判断するのが難しかったりします。その結果、ASDの子どもたちは社会性に欠け、明らかに不適切だったり、その場の期待に反したりするようなことを、言ったりしたりするのです。

　彼らはまさに「あるがままを言う」ので、親にとっては気まずく、ある人には失礼だと取られるかもしれません。例えば、ASDの子どもは誰かの家の食事がおいしくないと言うかもしれません。または誰かのドレスが奇麗じゃないと言うかもしれません。しかし、それらのコメントは別に傷つけるつもりで言ったのではないのです。

　ASDの子どもは、他人を傷つけるようなことを言ってはならないという、社会的ルールを持っていません。そして、人が着ているドレスを好きになる、ま

たはいいなと思うような、他者を理解する能力に欠けているのです。それに彼らには、微妙な、ユーモアを混ぜて批判するということも難しかったりします。

　他人の感情を理解したり、自発的に自分の感情を他人に話したりすることも、ASDの人には難しいのです。彼らには人の表情や、どう感じているかというようなボディー・ランゲージを「読む」ことも困難です。他人がどう思っているかを理解しようとすることや感情移入することは、ASDの子どもにはなおさら難しいものです。ですので、ASDの人はほかの人が普通に感じることや今まで感じたことの、枠外にあるようなことを言ったりしたりするのです。

　例えば、ASDの子どもは、ある話題や動作が誰かを怒らせてしまうことに決して気づかないでしょう。そして、そのASDの子どもが好ましくない行動に出たとき、またはその誰かの前でよからぬ話をしたとき、相手の人は心底びっくりするでしょうが、多分彼らはその反応にかえって傷つきさえするでしょう。このように、ASDによる社会性の問題が友情関係を築くことを著しく阻害し、職場でも問題がつきまとい、社会的不安が募るでしょう。

　ASDの人は、会話においても混乱することがあります。ASDの子どもは会話能力がない、あるいは話せるようになったとしても、年相応のレベルの文法で自らの考えを表現することや、ほかの人が言っていることを深く理解することに著しく障害があったりします。一方で、ギフテッドに達するほど複雑に言語能力が発達する子や、極めて高い語彙能力と複雑な文章構成を用いるので「小さな教授」と思えるような子さえもいます。

　しかし、言語能力に秀でたASDの人でさえ、言外のことを理解したり、表現したりすることは難しいでしょう。というのも、会話においてはジェスチャー、顔の表情、ボディー・ランゲージや声のトーンが効果的に使われますから。どのように話題をもっていくか、どのように話に加わるか、他人が選択した話題からどう広げ、相手の言っていることにどう興味があるかを他人に知らせることなどが重要です。ご想像に難くなく、他人と会話することはASDの人には困難です。彼らは相手が何を意味しているのかを理

解し、行間を読むことに集中して、適切な反応をしなければなりません。しかし結局、世間のほとんどの人は思うことをはっきりとは言いません。それだからこそ、ASDの人は自分の考えを言葉にして、相手にわかってもらえるようにする必要があるのです。

　言語能力があるASDの人でも、コミュニケーションの際には、修飾的な表現が多いものを読んだり、（実際に使って）話したり書いたりすることは困難です。会話やユーモア、本、映画、広告には、多くの比喩的表現が使われています。ASDの子どもたちが文字通りに表現されていないものを理解するには、じっくり考えなければなりません。それゆえ、「言っていることがわかる」レベルに到達するのに大幅に時間がかかったり、反応するのが遅かったりします。彼らはほかのみんなが冗談を面白いと笑い、次の話題に移ってしまってから、笑い始めたりします。それが理由でASDの子どもがほかの子とは違うということになり、からかわれたりいじめられたりします。ASDの子どもにとって「行間を読む」ことや、ほかの人が意味していることを理解するのは難しいのです。

　人は話したり書いたりするときに、往々にして多少情報を省いてしまうことがありますが、何を本当に意味しているのかは聞き手（読み手）にほのめかします。人が話しているのを聞いたり、テキストメッセージやメールに書いてあることを読むときに、私たちは同時に、相手は何を言っているのか、何を本当に意味しているのか、ほかのことをほのめかしているのかどうか、考えをまとめます。もし適切に返事をしなくてはならないのであれば、私たちは相手が意味するものを読み取らねばなりません。ASDの人は、他人のメッセージにはっきりと述べられていない（たとえほのめかしてあっても）真意を汲み取るのが難しいので、誤解や、時として会話している双方がイライラする原因になったりするのです。

　言葉を処理する過程で、会話の中、本、映画に表現されているすべてのメッセージを要点や要旨に統合する能力が必要です。この能力はASDの人のほとんどに備わっていません。彼らは要旨をまとめることよりも、何があったかの詳細を細かく覚えていることのほうが得意です。それゆえ、誰が何を言った

とか、本は何について書かれていたのかについて、大まかなことを説明するよう言われても、ASDの人は簡潔にまとめて言うことが大変難しいと感じるので、その代わりにその人の言葉、または本からの抜粋をいくつか挙げるでしょう。

　ティーンネージャーの年頃、ASDの人は特にデートとなると大変です。どのようにデートに誘うかを知ってはいても、デートが双方にとって楽しいものであるかどうかの気配りをすることは、ASDの人には容易ではありません。人一倍の理解や我慢、その場にふさわしい指導も必要でしょう。

　ASDの子どもは触ったり、味見をしたり、嗅いだり、聴いたり、見たりすることにとても敏感です。ある子どもはほとんどの人が気にもしないような、蛍光灯などの些細な音でも邪魔に思ったりします。ある子どもは特定の生地の肌触りが嫌で、その生地で作られた洋服を着るのを拒絶したりします。また、髪の毛をとかしてもらうのをとても苦痛に感じる子もいます。ある周波数の光が不快なASDの大人は、それが原因で屋内でもサングラスをかけたりします。

　その反対に、ASDの子どもはある感覚に無頓着なことがあります。例えば、痛みにはとても我慢強いとか、近くから大音響が聞こえても反応しないとか。一方で、ある特定の感覚の体験に普通でない興味を持ったりもします。頻繁にものを嗅いだり、物体の動いている部分（例えばおもちゃの車の車輪や回っている扇風機など）を見たり、点滅している光を見たりします。

　以上のような困難に加えて、ASDの子どもたちは毎日のお決まりの行動を行ったり、限られたことに興味を示したり、または限られたことしかしなかったりします。特定のことに猛烈に集中することや、時には普通ではないこともあります。この本に掲載されている写真をご覧になってください。子どもたちのいくつかの特殊な興味を、読者のみなさんにもわかっていただけるでしょう。ほかの発達の面で子どもたちが明らかに困難に立ち向かっていることを考慮に入れても、技術的な知識のレベルや芸術的能力に時にはびっくりさせられるでしょう。

　子どもたちの絵や音楽のパフォーマンス、数量

的思考、機械の知識のレベルが専門的であるのにもかかわらず、ASDの人は実際的な、科学的なことに挑戦するに当たって、特別な才能をさらに伸ばしたり、適用の幅を広げたりすることに困難を感じています。それゆえ、彼らは自分たちの才能を有効に使える仕事に巡りあえないかもしれません。

　ASDの人が直面している特定の困難をある程度知っていただけたと思いますので、この本に掲載されている写真を十分楽しんでいただけると思います。これらの写真でASDの子どもたちの心の中を垣間見ることができます。
　（自身が自閉症でもある、自閉症活動家の）チェースの体験談からもわかるように、ASDの子どもたちの心は不完全ではないのです。というよりも、彼らの心は私たちと違っているだけなのです。チェースの経験を読めばわかると思いますが、私たちの反応の仕方によっては、彼らがありのままの自分であることに多大な衝撃を与えたり、この衝撃が、彼らが生涯幸せであるかどうかということに影響したりするかもしれないのです。

　その他大勢の普通の人たちと同じように、ASDの人は愛され、励まされ、受け入れられることが必要です。人生のはじめの段階で愛され、励まされ、受け入れられなければなりません。そして、生涯を通じてそうでなければなりません。そうでないと、彼らは自分がどこにも属していないとか、価値がないなどと思ってしまうでしょう。チェースは人にわかってもらえることや受け入れてもらえることがいかに必要であるかを訴えています。そしてよくわかってもらえる、受け入れてもらえるということには、（残念なことに）まだASDの人が経験するに至っていないと。
　私たちはASDの子どもが神経生理学上、ほかの人と違ったものの受け取り方と考え方で、この複雑な世の中で舵をとっていくのにどんなに努力しているのか知る由もありません。彼らのそれぞれの努力は、人に気づいてもらい、そっと受け入れられるべきです。人が思っていることと違っている、または人がいいと思う範囲から外れている子ども、ティーン、または大人が私たちの前に現れたら、私たちはそのことを忘れないようにしましょう。勝手に判断する前に、ちょっとひと呼吸してみましょう。励ましの言葉

をもっと気楽にかけてあげましょう。結局のところ、批判するよりも幸せな気持ちにさせる言葉を言えるかどうかは私たち次第なのです。

　この本を通して子どもたちの人生に触れ、読者のみなさんに共感していただけるなら、彼らは意気揚々と前進していくでしょう。前述と似たような行動をとる誰かに会うことがあったら、何か得ることがあるかもと立ち止まってみましょう。聞いたり、見たりして、私たちの前にいる独特な個性を持つ人から、何か得られたのではないかと思いましょう。そうしたら、人生はもっと壮大で豊かなものになるのではないでしょうか。

レベッカ・ランダ博士
ジョンズ・ホプキンス医科大学精神科教授
ケネディ・クリーガー・インスティテュート、自閉症及び関連障害センターおよびREACH調査プログラムの創始者、部長

The Children

Magnus
マグナス

多くの教育関係者に

　　　マグナスの知能指数は平均以下だと言われました……

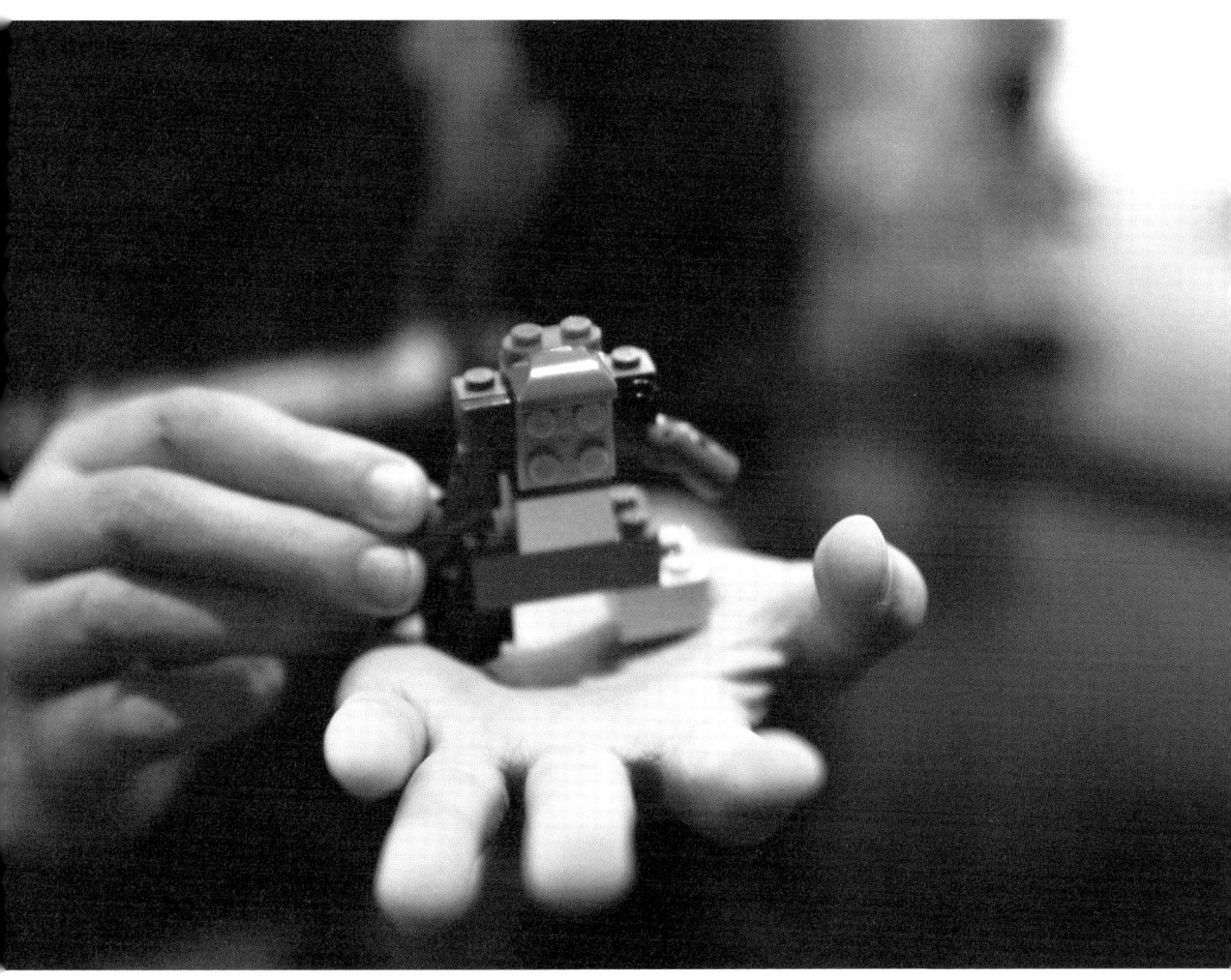

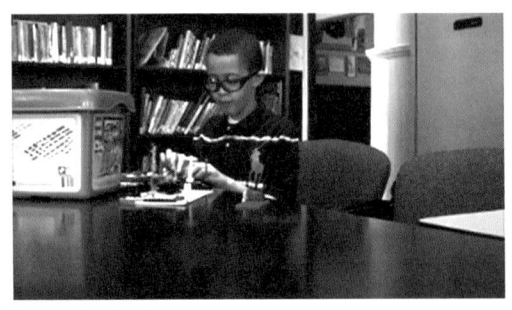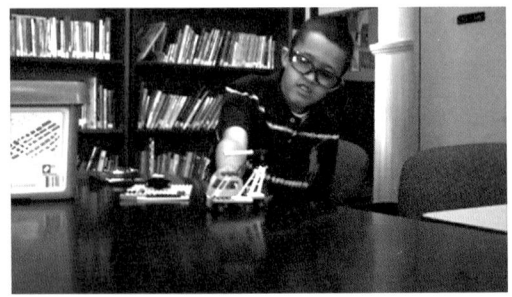

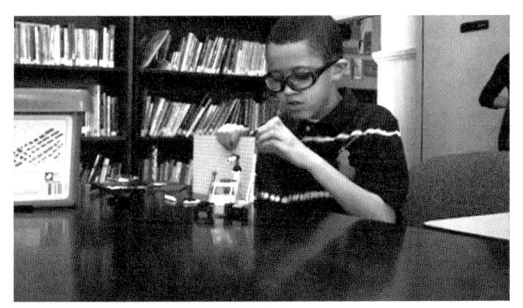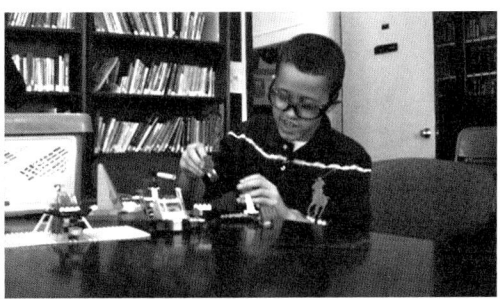

私の「とろい」「ボーダーラインギリギリ」の息子マグナスは、
今となってはメンサ※の会員です。

※上位2％の知能指数を持つ人が参加する団体

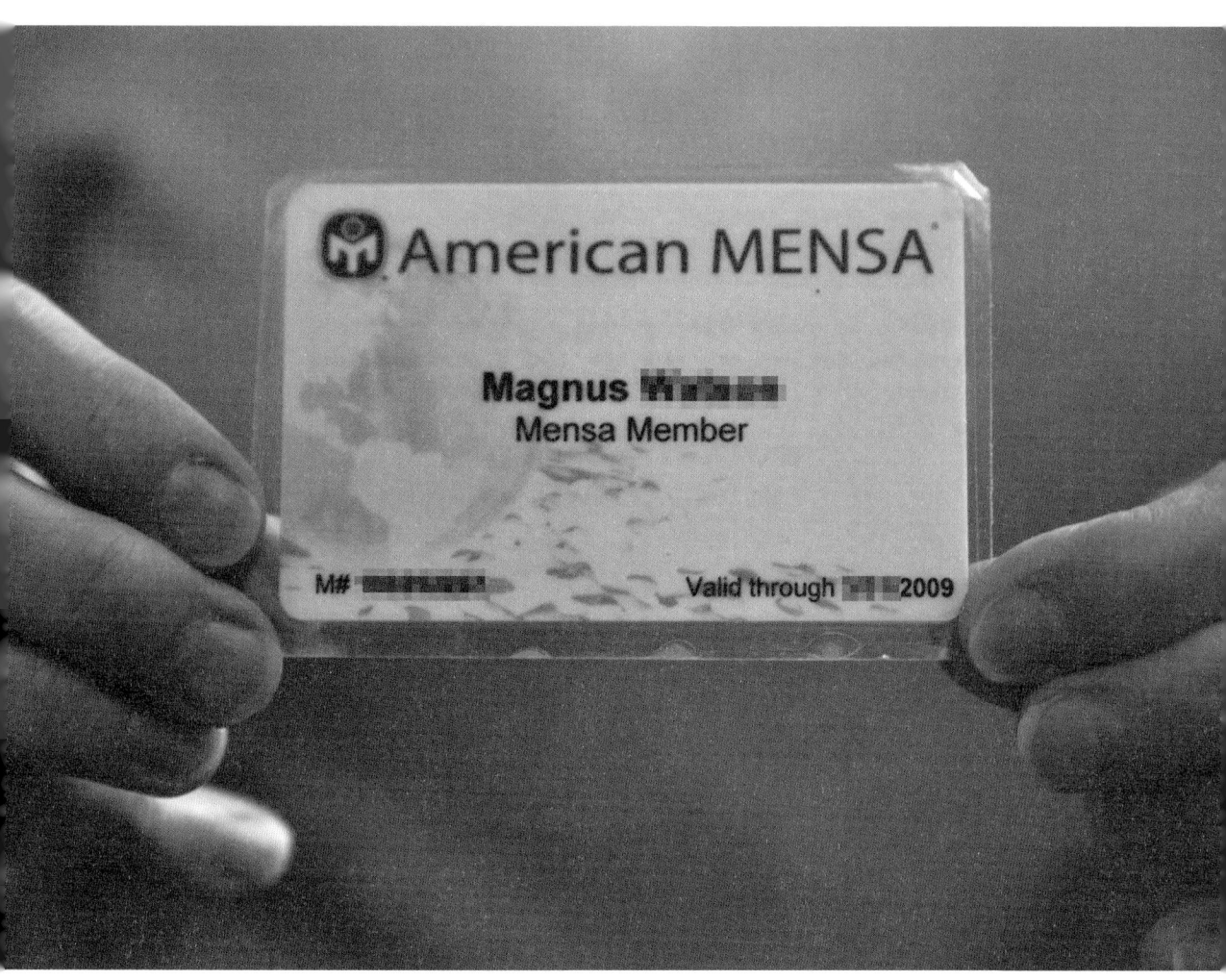

JP

ジェイピー

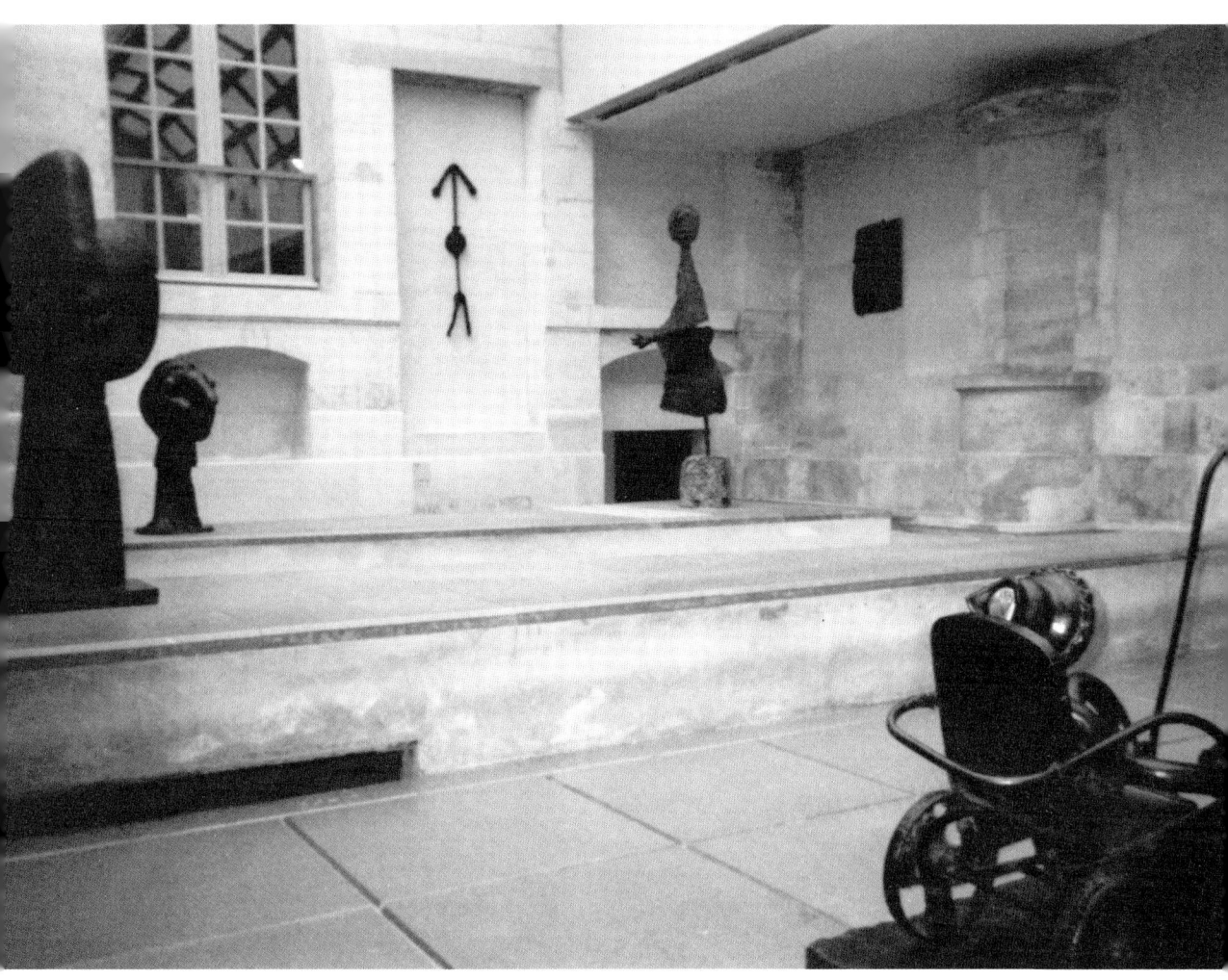

「ジャクリーヌ・ロック。奇麗だね。」と返事をしました。

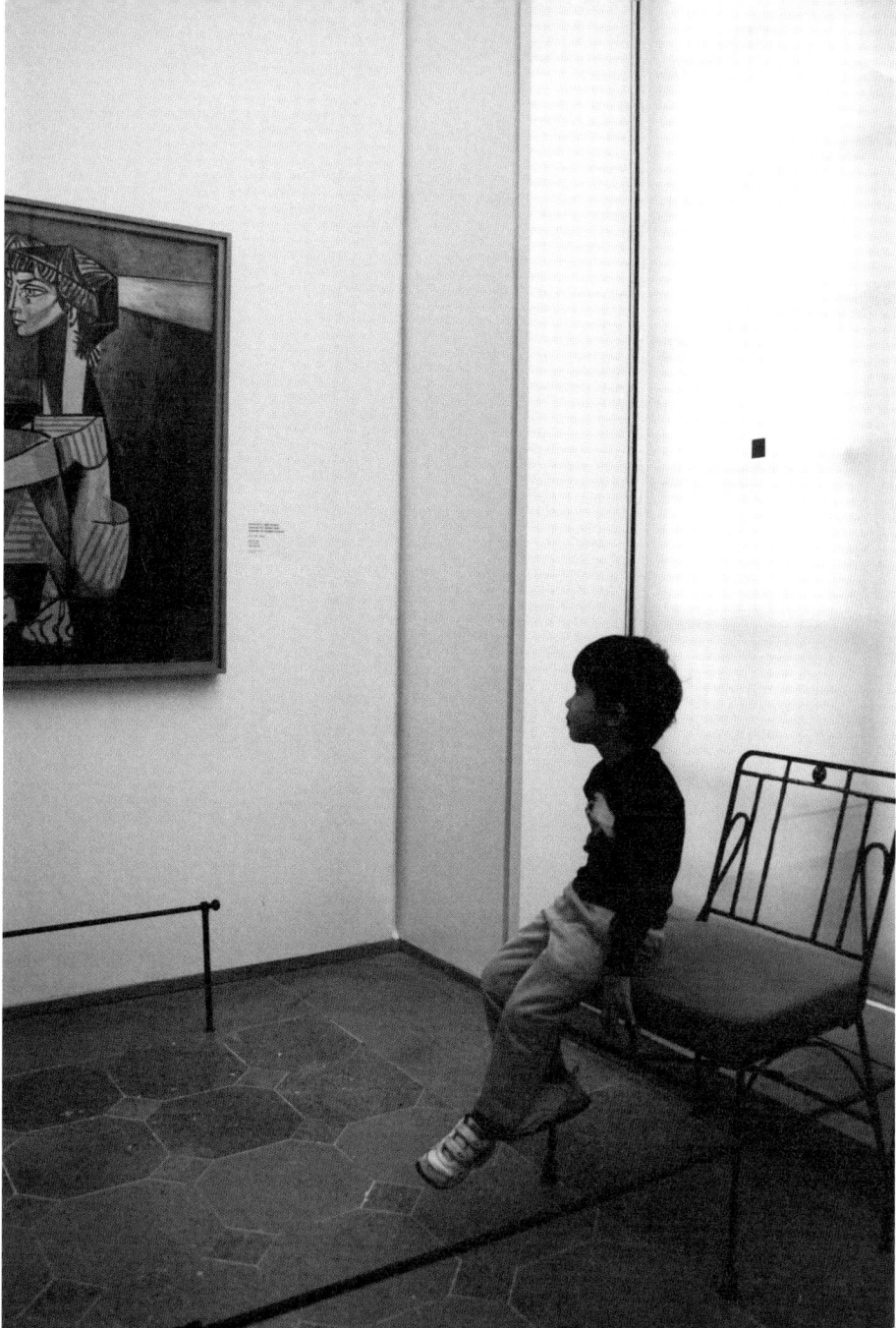

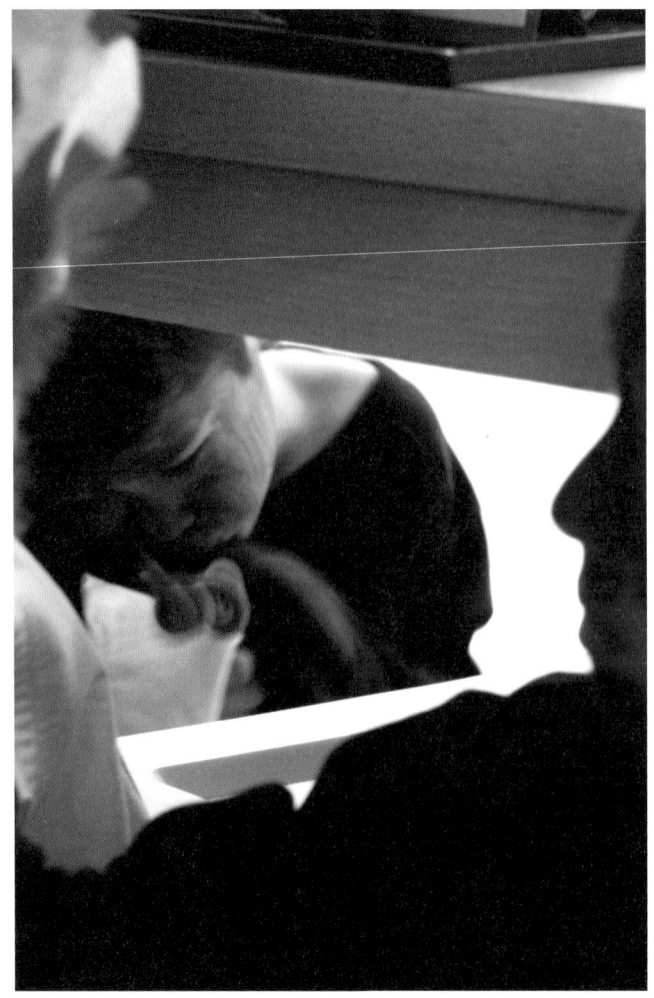

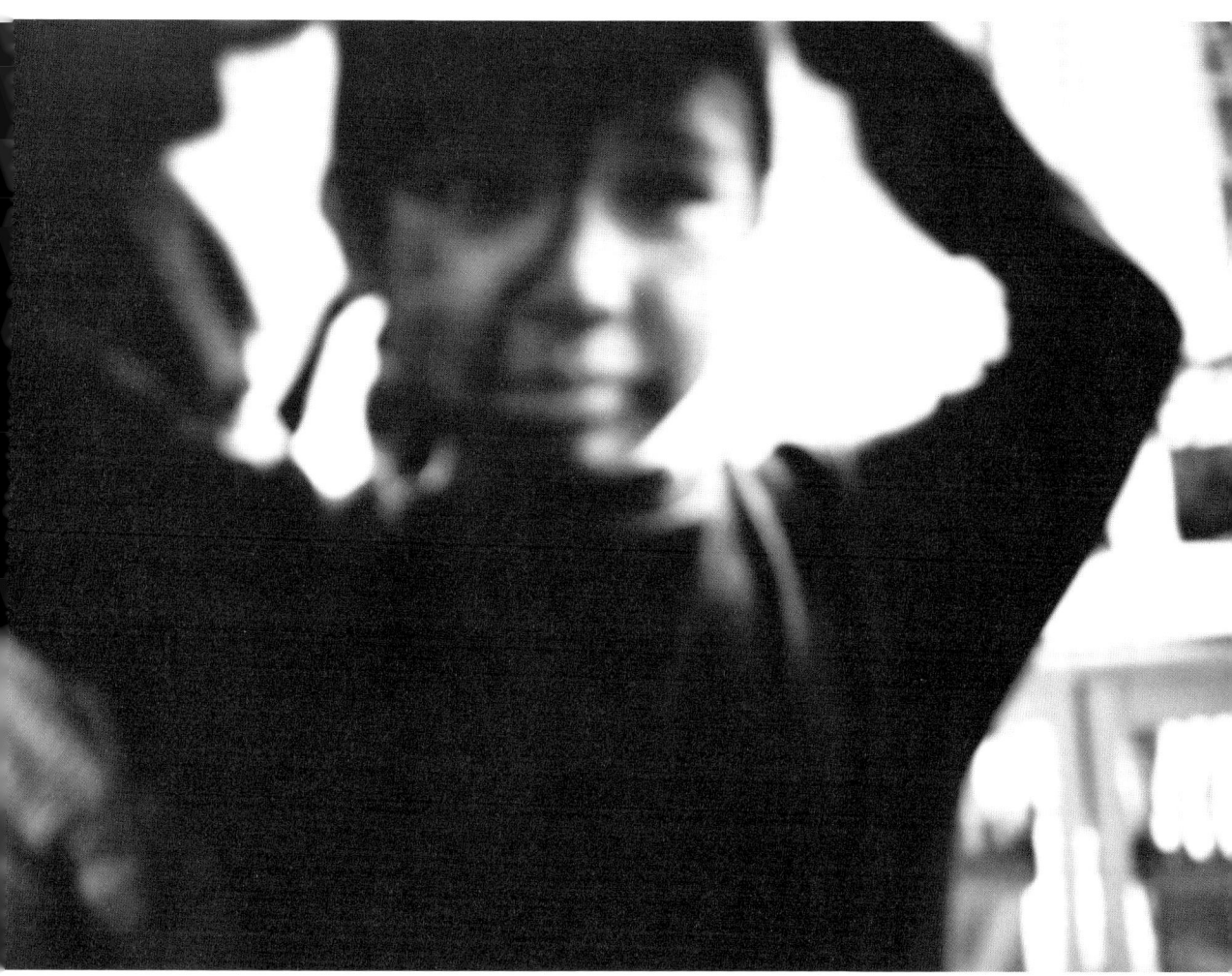

結局のところ、

彼が自閉症であるかどうかなんて

　　　　　　　問題じゃなかったのです。

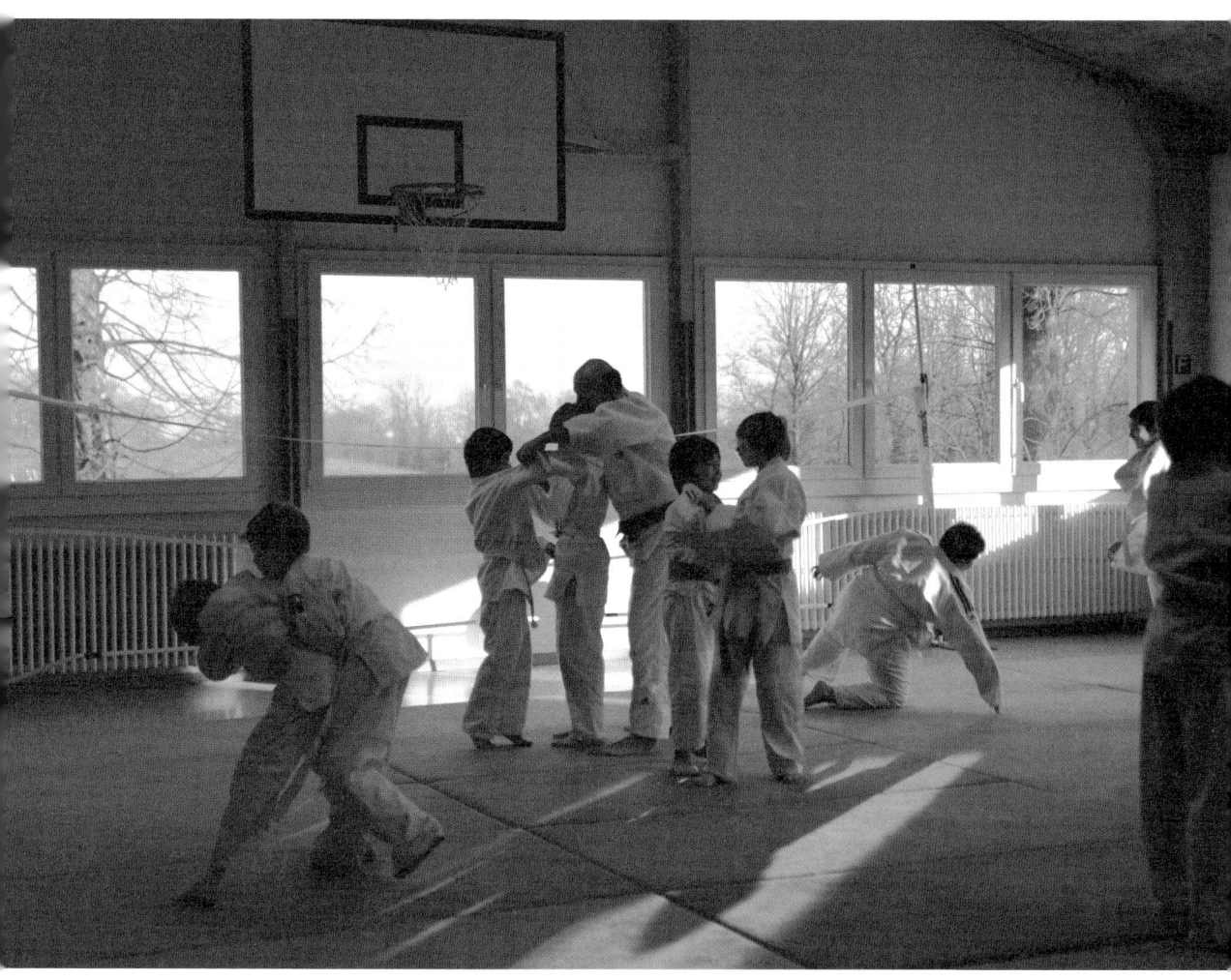

雪

雪はすごいよ
ほら、聞いてごらん！
触ったら、マラカスのように音をたてながら木から落ちてくる

雪って素晴らしいよ
見てごらん！
アイスクリームの小ちゃいかたまりが地面に落ちてくる

雪って素敵だよ
触ってごらん！
つるつるのアイスクリームのかたまりが僕の手の上で滑っているようだよ

匂いをかいでごらん！
ふわふわのコットン綿のようだよ

雪っていいな
味わってみて！
氷のかけらが僕の喉を伝わっていくようだよ

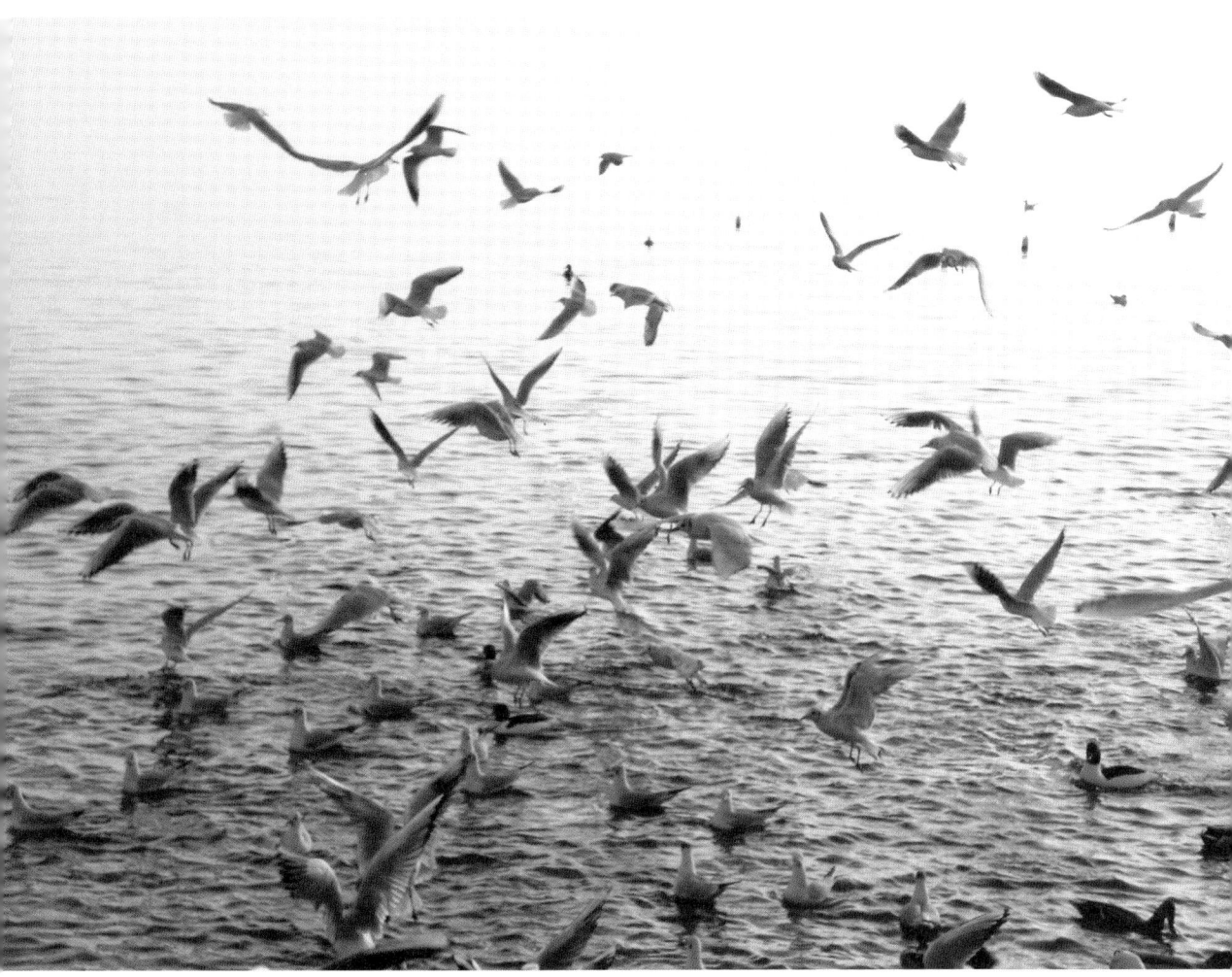

ロボットについての僕の意見

ロボットはすごいと思う。その理由は仕事を簡単にやりとげることができるし、トイレに行ったり、ランチを食べたり、飲み物を飲んだり、寝たりすることなんて全くする必要がないから。ロボットはやらなくてはならない仕事をすべてプログラムされているから、とても早く働くこともできるよ。

ロボットは格好いいと思う。なぜかと言えば、ピンポンをやったり、音楽をかけている時に動き回ったり横にすべったり、ほとんどどんな動きでもできるから。ロボットは素晴らしいよ。だって人間には難しい仕事をやることができるから。溶接とか、ペンキをスプレーしたり車を製造したりというような仕事ができるよ。ロボットは人間が本当に退屈に思うような、ボルトを取り付ける作業などもやるんだ。

ロボットは面白いと思う。いろいろな形やサイズ、様々な色のロボットがあるよ。ロボットはそれぞれほかのロボットと違うし、それぞれ違う用途に使われているよね。

ロボットは将来有望だと思う。既にたくさんのいろいろな種類のロボットが存在しているよ。将来的にはおそらく車輪やロケット・ブースターに乗ったものが出てくるだろうし、車を運転したり食べ物を給仕したりするだろうね。

37

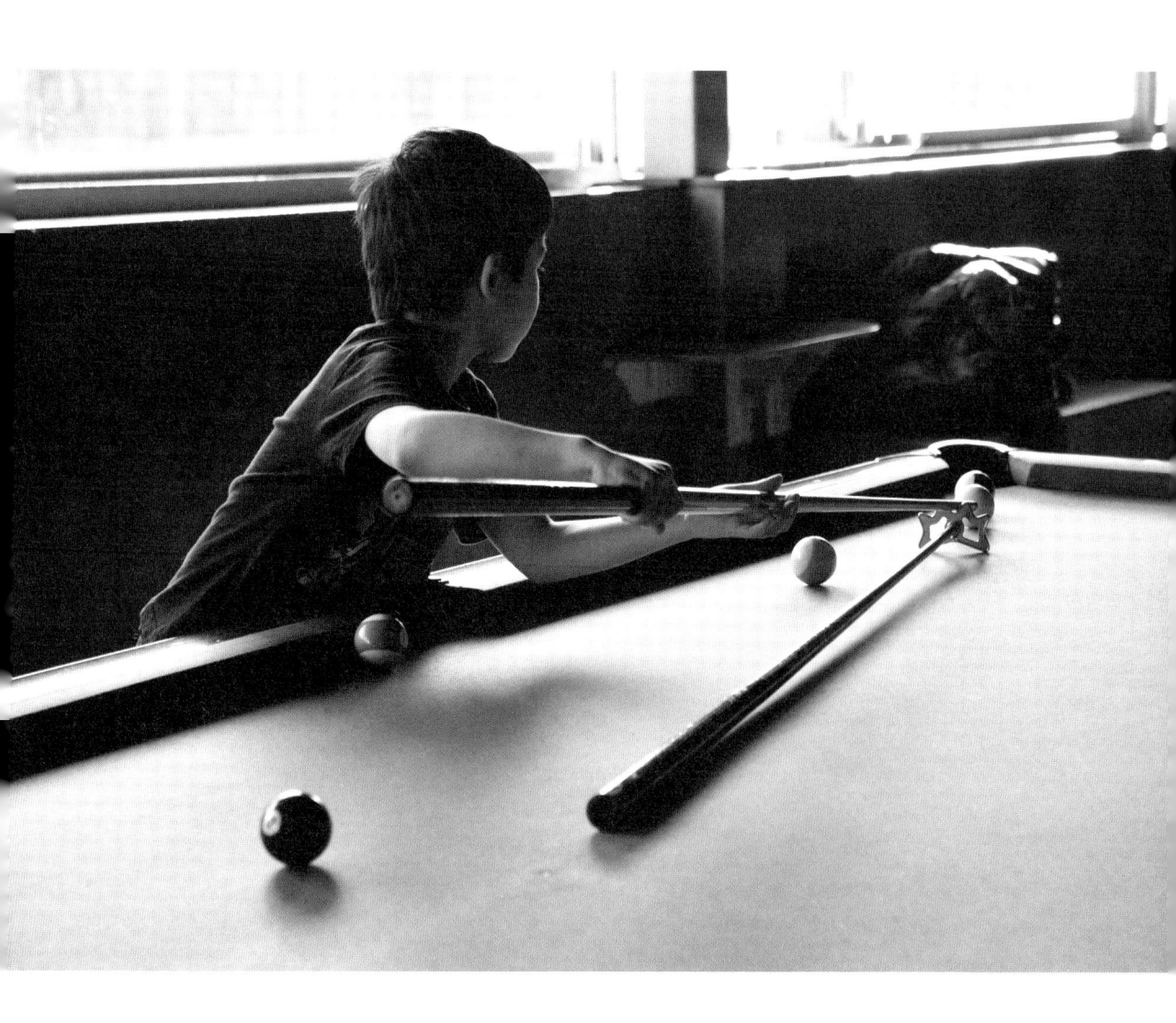

Benjamin
ベンジャミン

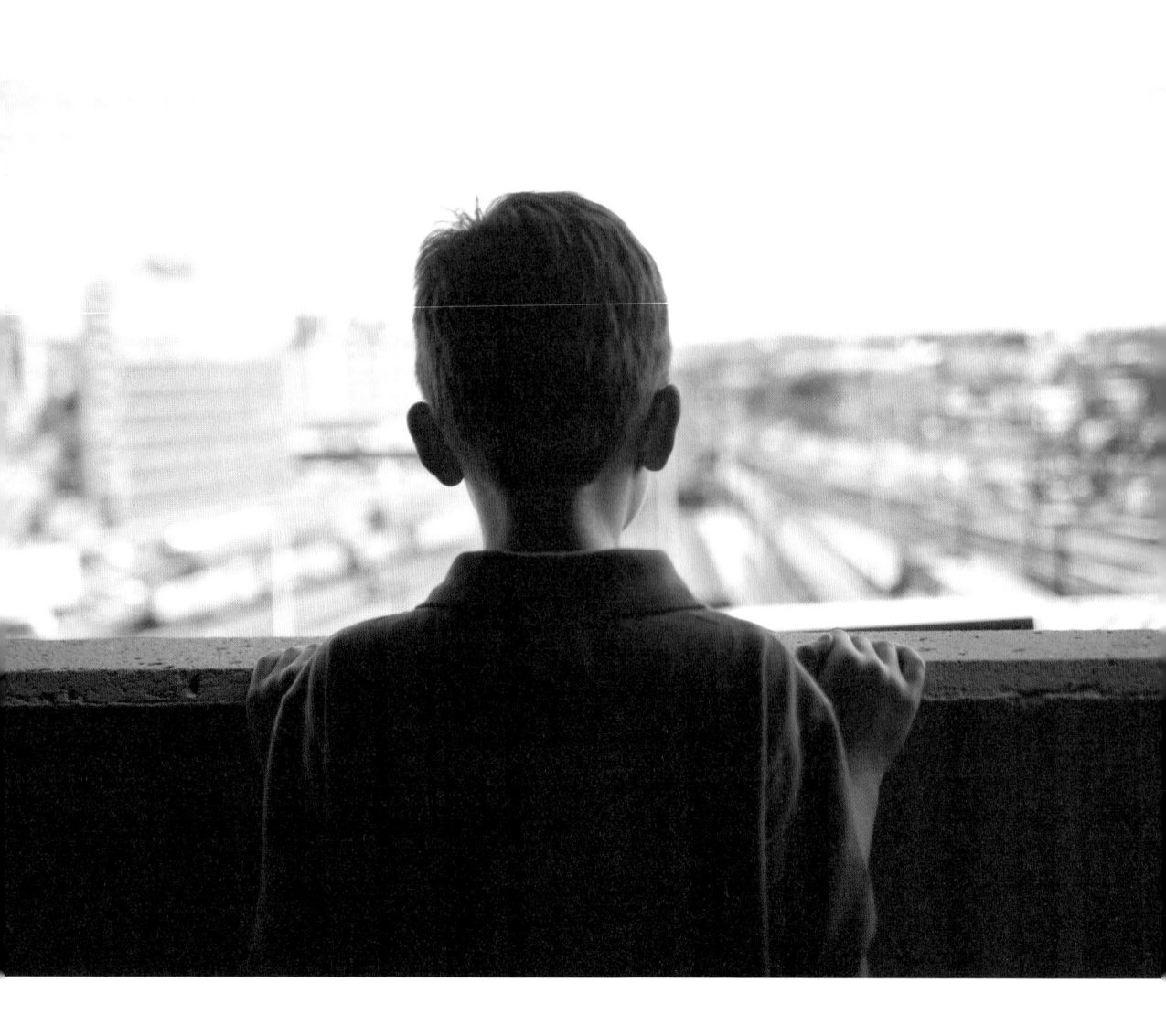

……放課後のケアから細かく描き込んだ図面を持って帰宅するようになりました。
タイヤ、車輪の車軸、駆動軸、連動装置、エンジン、トランスミッション、
パイプ、ワイヤー、鋲、溶接の跡、回線など。私には理解できませんでしたが、
彼が何を描いたかはわかりました……。

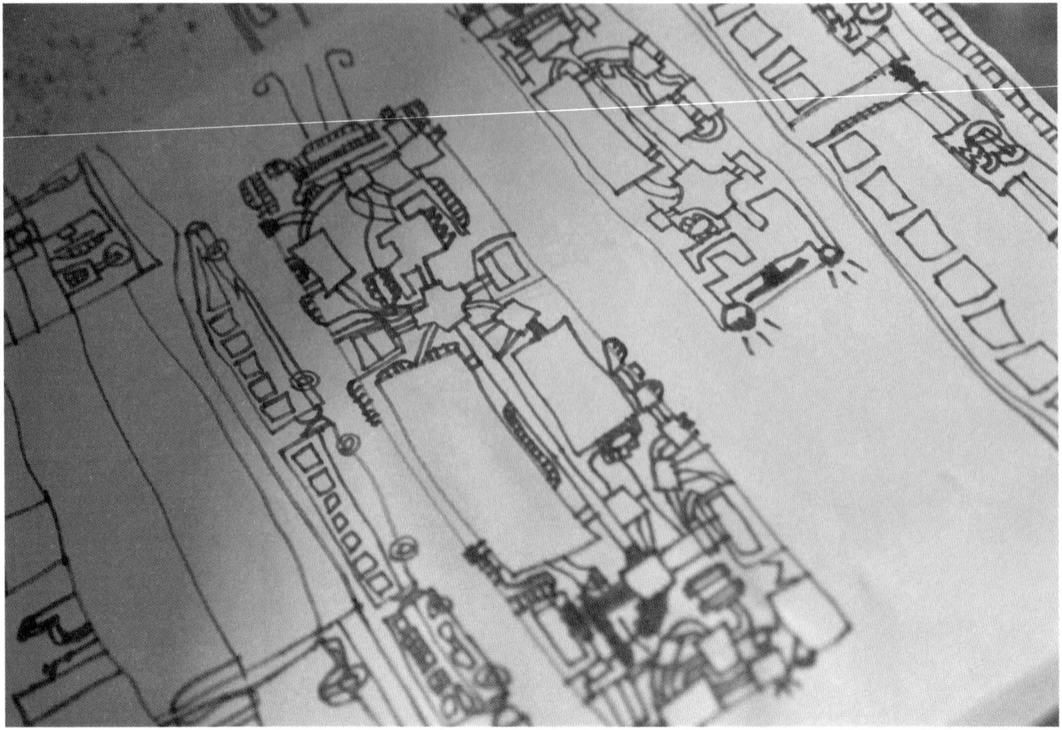

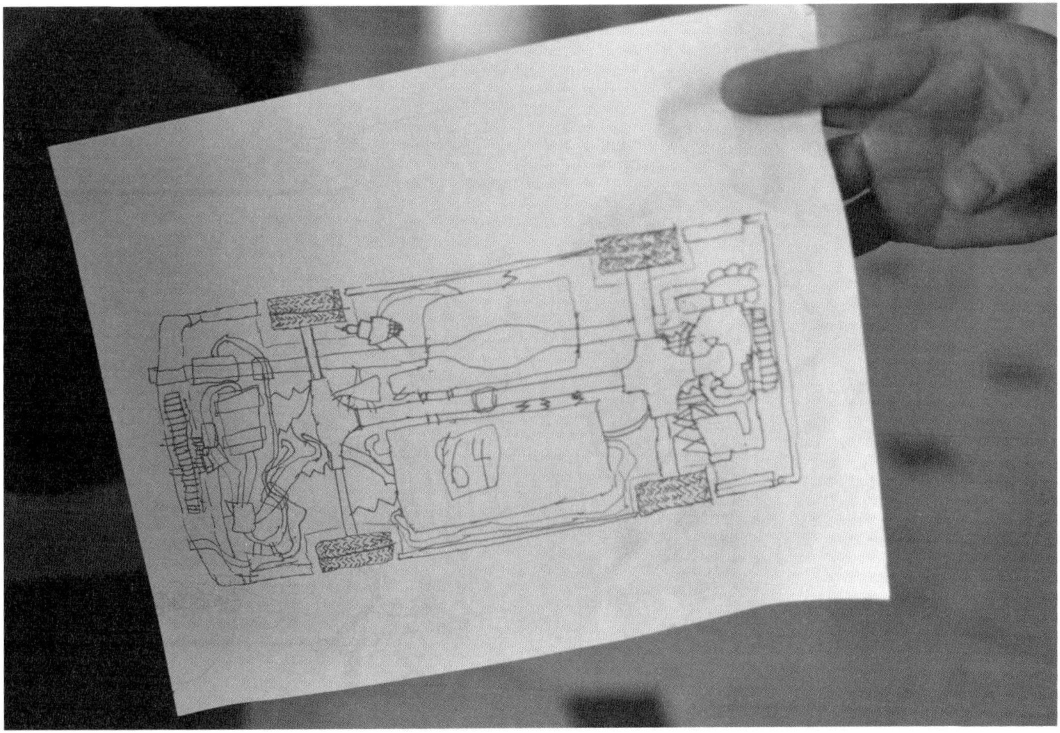
64

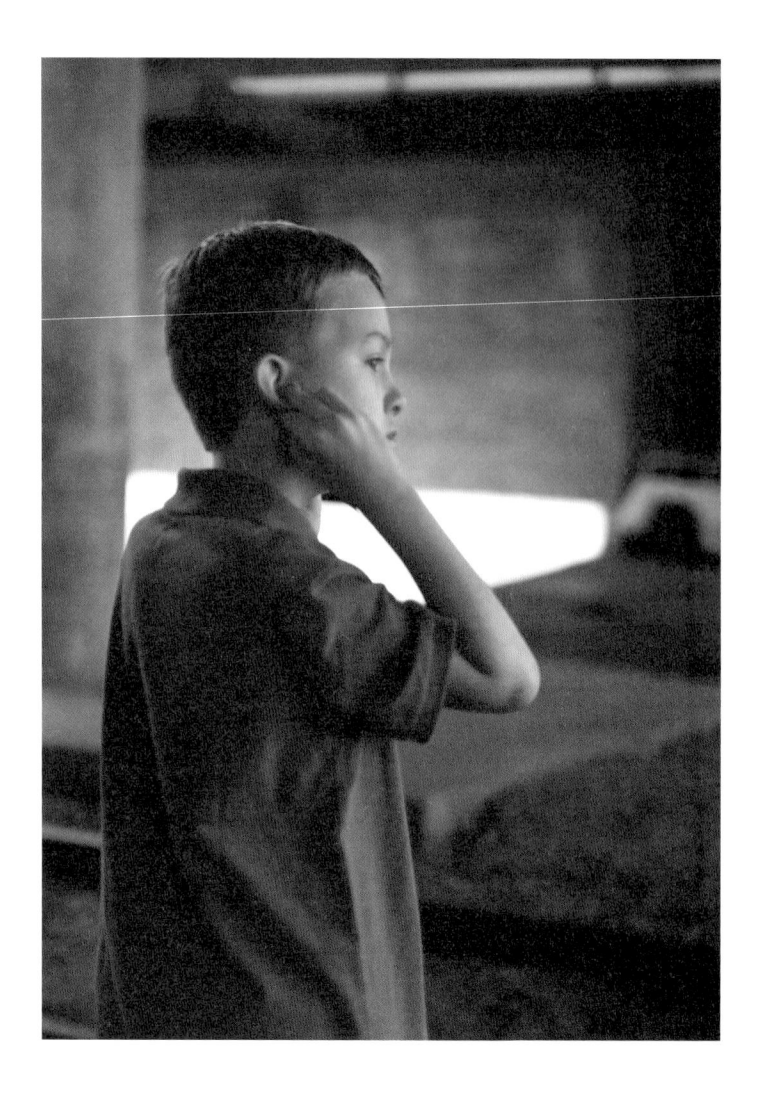

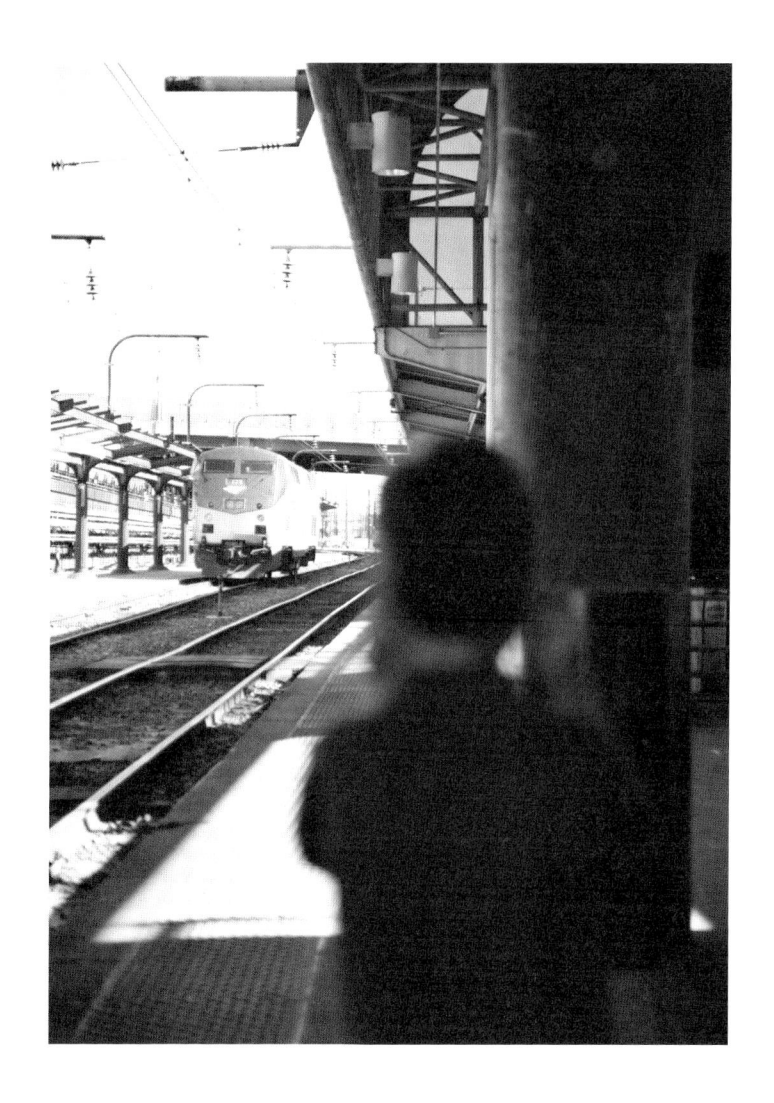

……初めて「人体」解剖図鑑を目にしたとき、
すべてが変わってしまいました……そして彼は人体の器官を描きました。
循環系統は心臓から太い動脈が毛細血管へと枝分かれして、
青の出ていく血液と、赤の戻ってくる血液とで、人体が形作られていました……

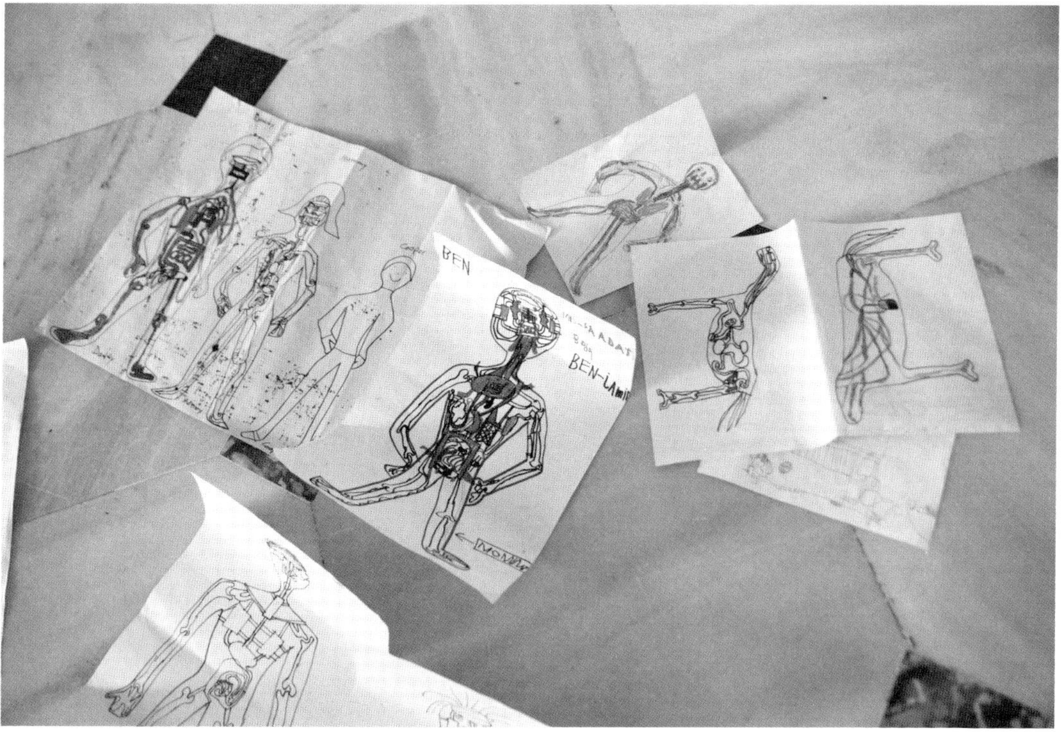
BEN

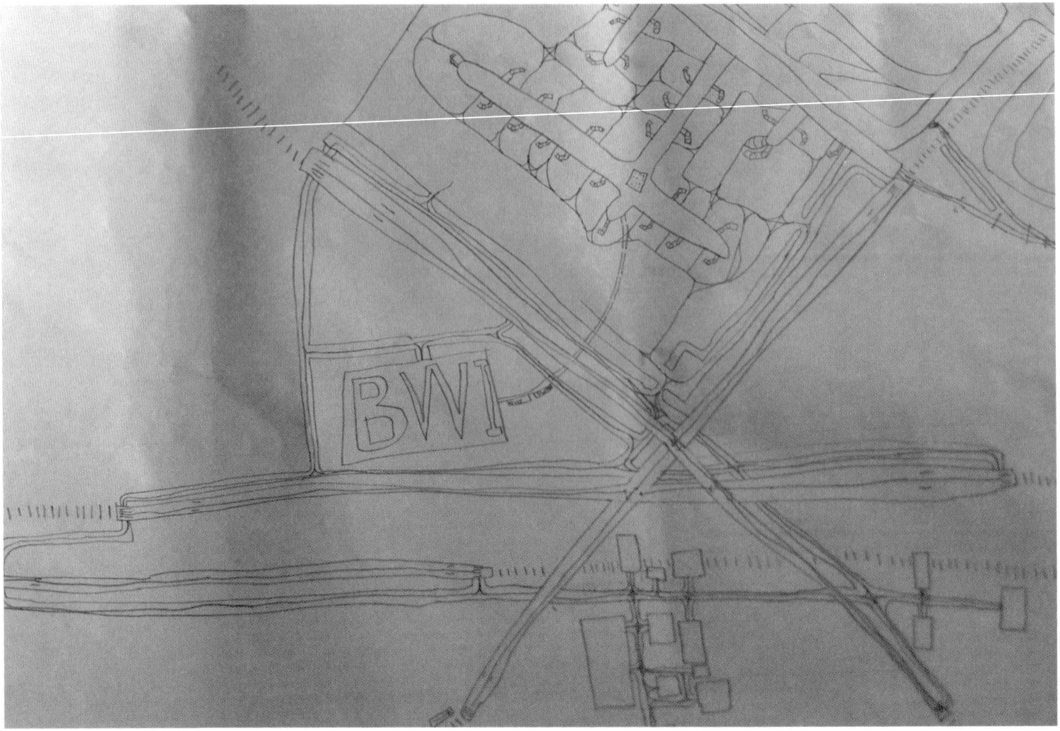
BWI

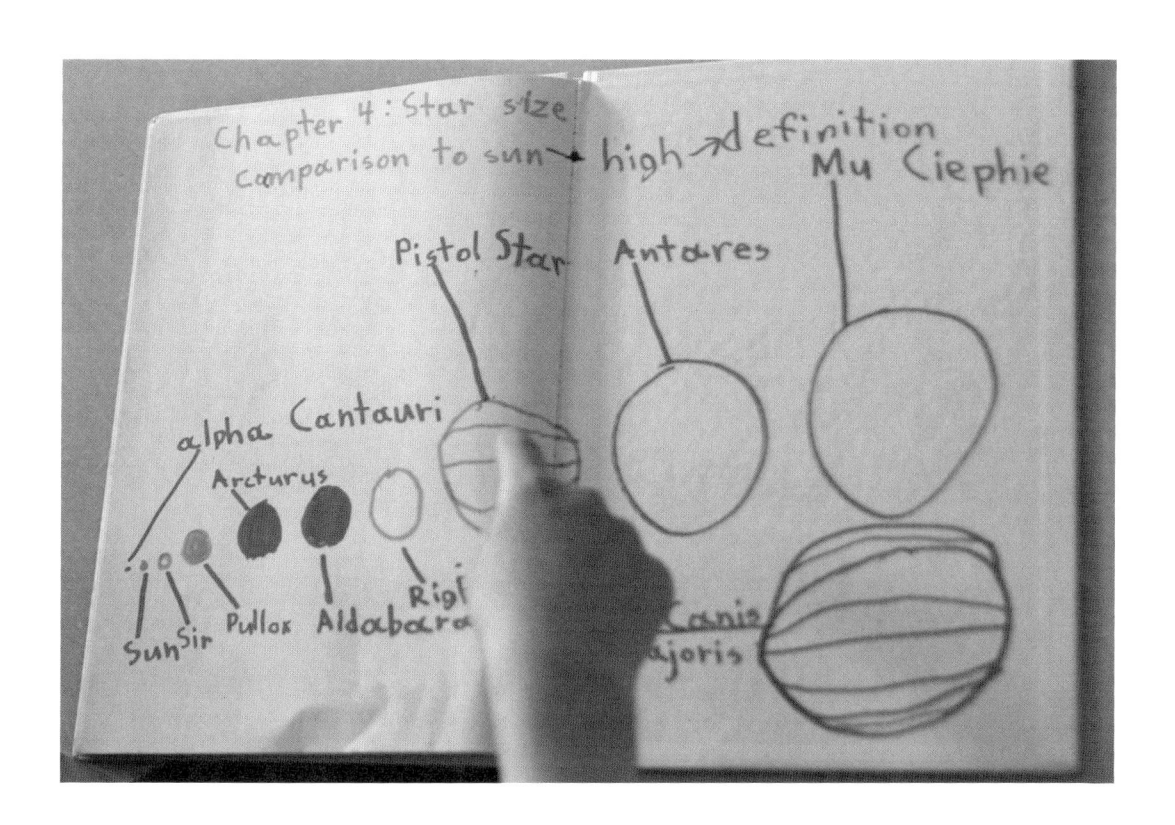

Chapter 4: Star size comparison to sun → high → definition

- Sun
- Sir
- Pullox
- alpha Cantauri
- Arcturus
- Aldabara
- Rigl
- Pistol Star
- Antares
- Mu Ciephie
- Canis Majoris

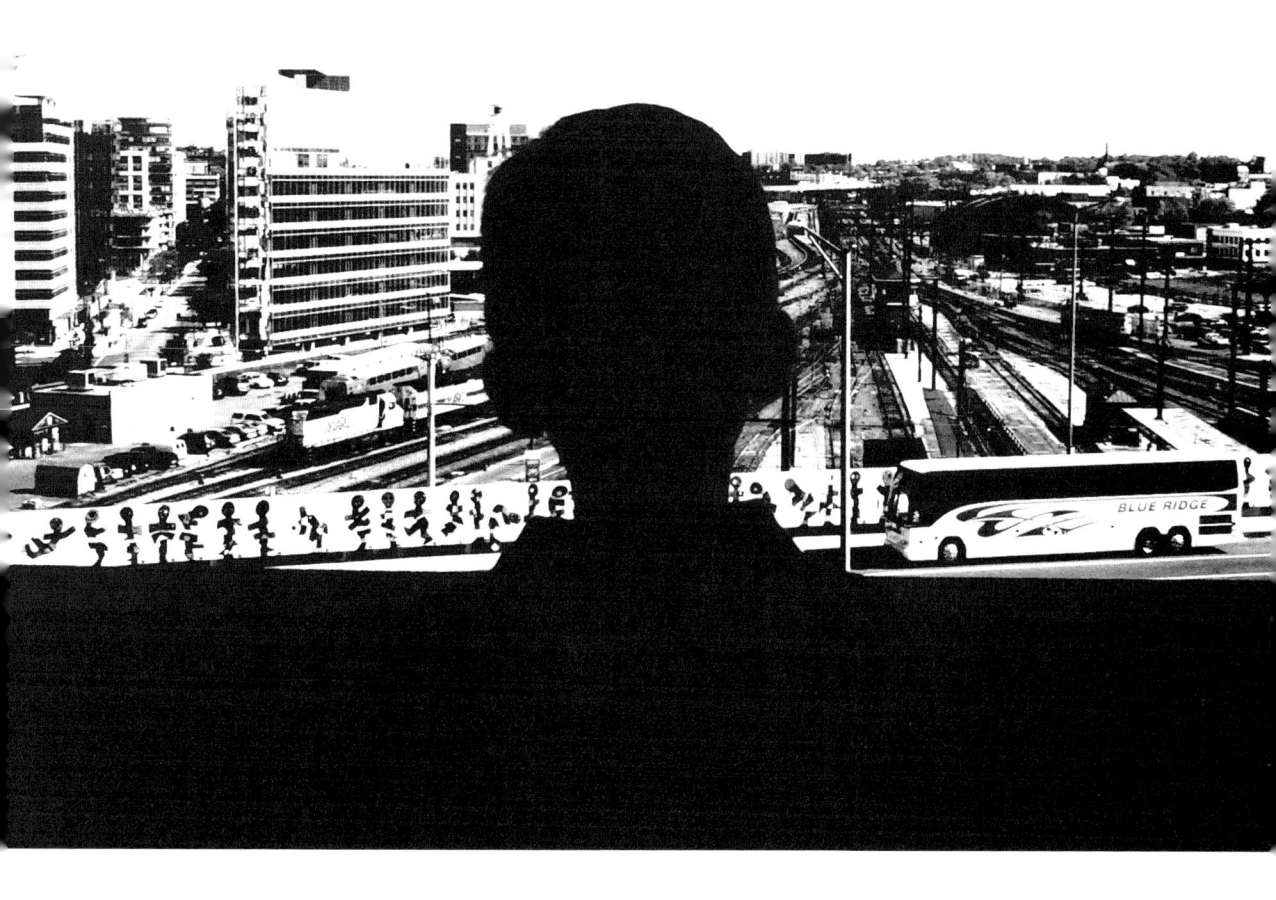

James
ジェームズ

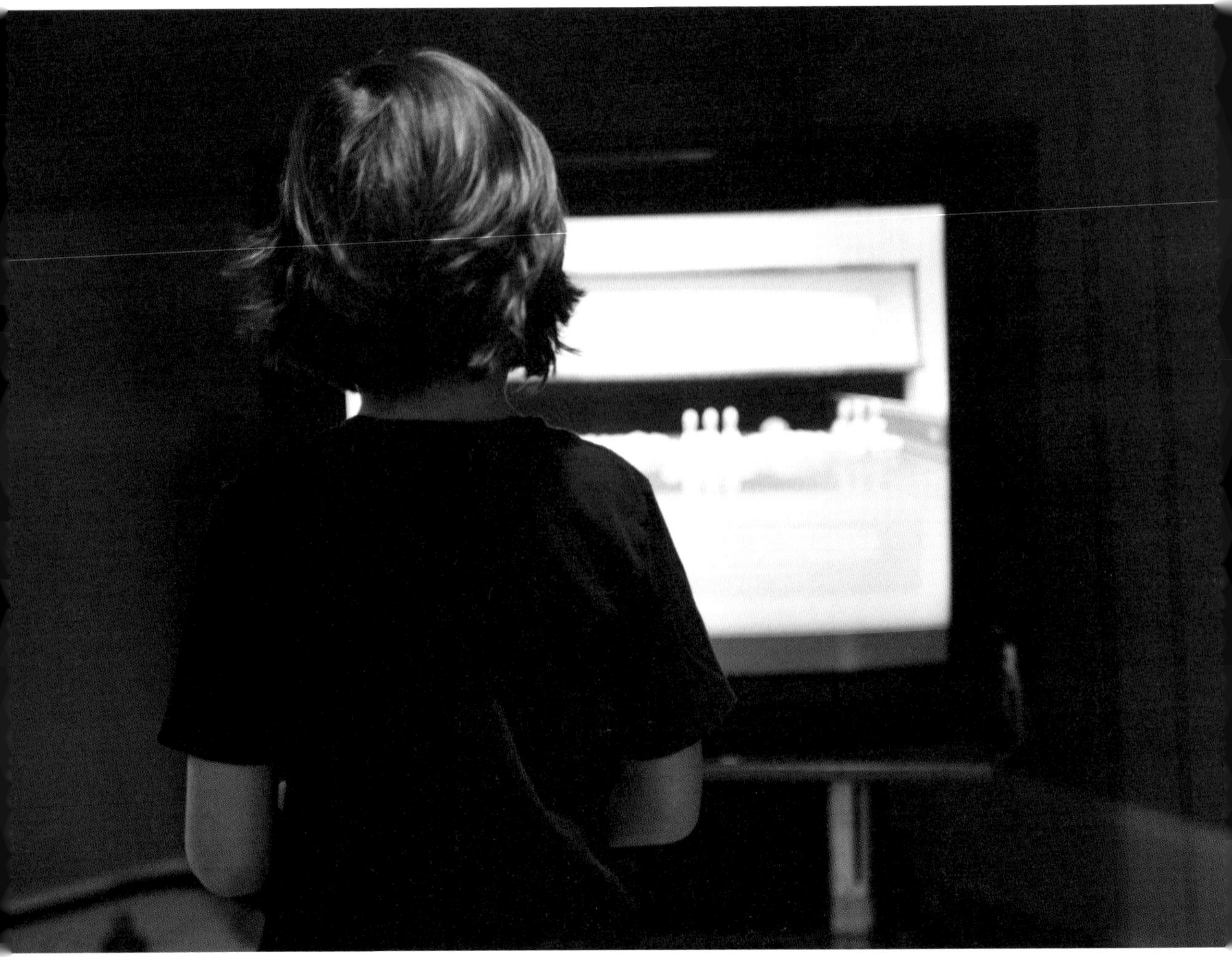

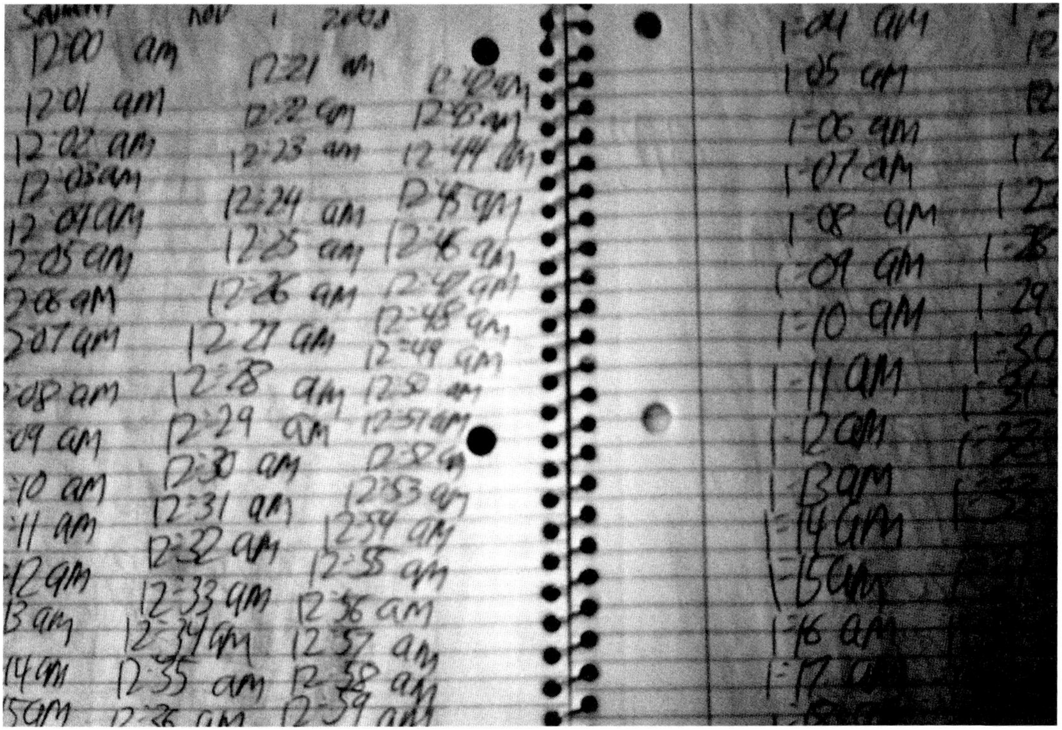
12:00 am
12:01 am
12:02 am
12:03 am
12:04 am
12:21 am
12:22 am
12:23 am
12:24 am
12:25 am
12:26 am
12:27 am
12:28 am
12:29 am
12:30 am
12:31 am
12:32 am
12:33 am
12:34 am
12:35 am
12:36 am
12:55 am
12:56 am
12:57 am
12:58 am
12:59 am
1:04 am
1:05 am
1:06 am
1:07 am
1:08 am
1:09 am
1:10 am
1:11 am
1:12 am
1:13 am
1:14 am
1:15 am
1:16 am
1:17 am

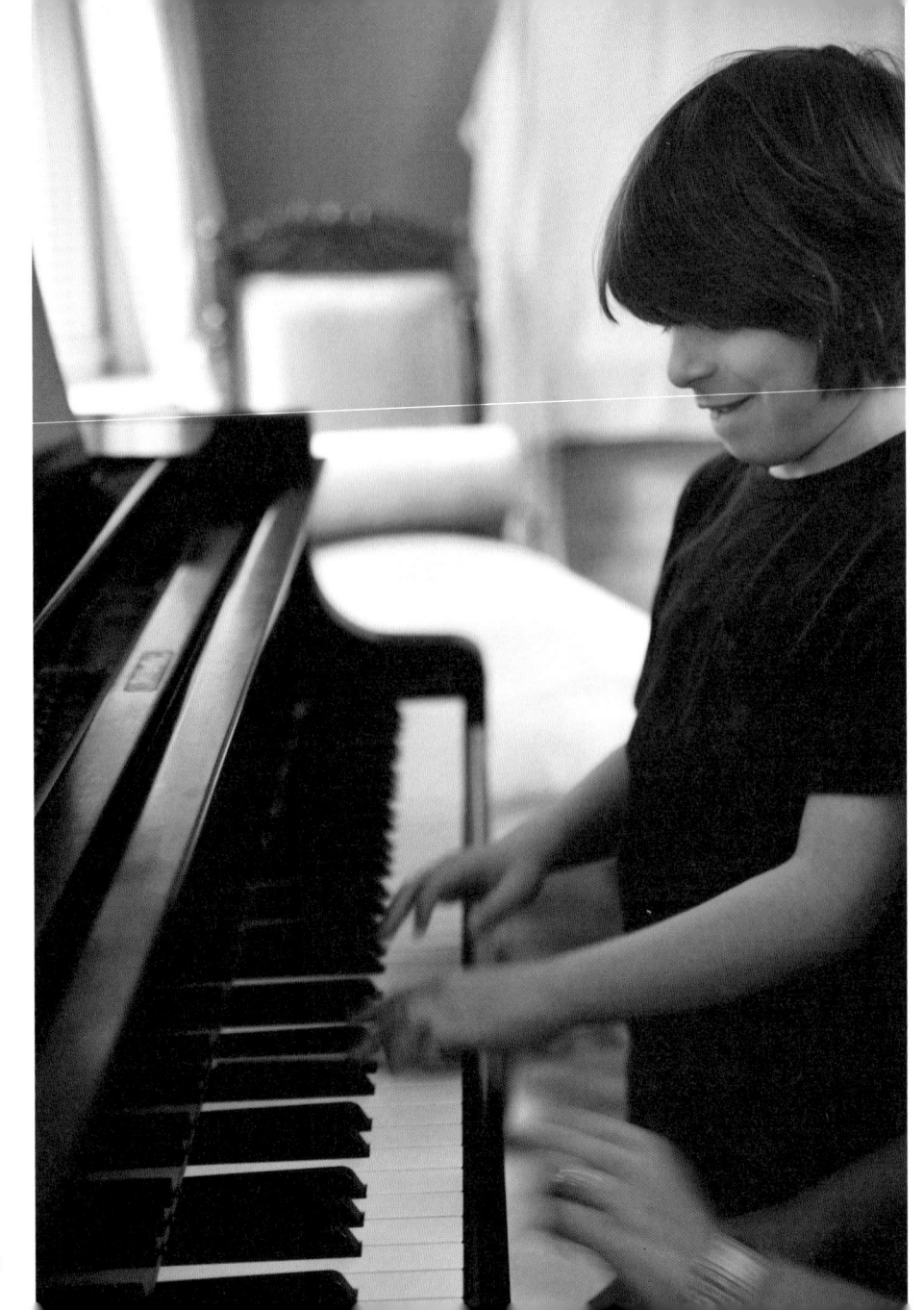

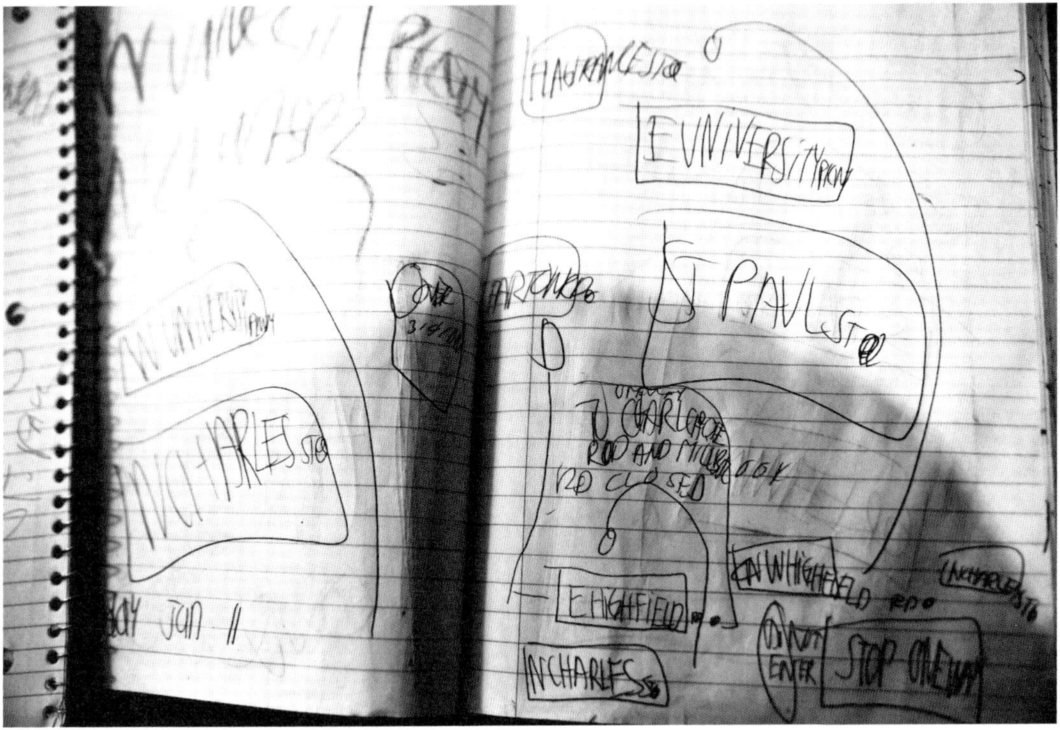
E UNIVERSITY PKWY
ST PAUL ST
E HIGHFIELD
N CHARLES
STOP ONE WAY
ENTER

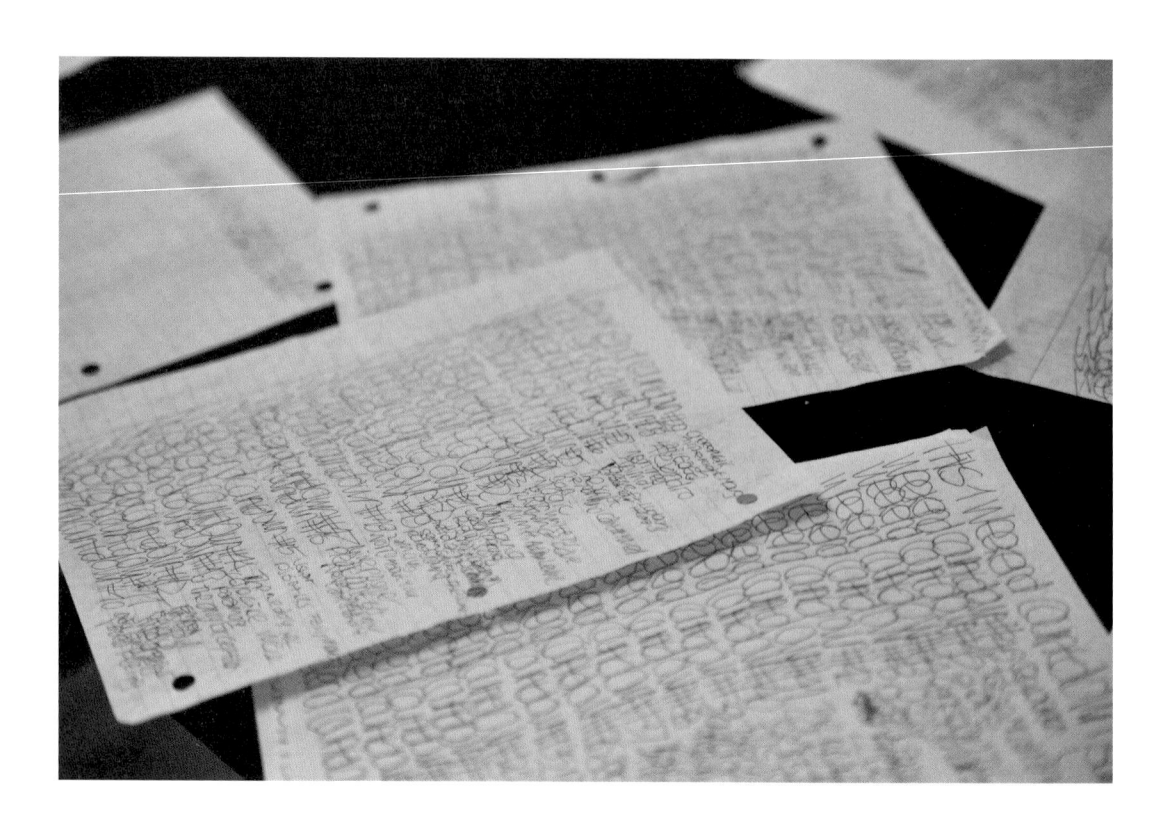

イタリアで楽しい時を過ごしているんだ。ちょっと知らせようと思ってね！街を訪ねたり、いろいろな場所を歩き回ったりしているんだけれど、あまり歩きたくなくなって癇癪を起こしそうだったよ。土曜日に、本当にいい感じのプールと地下室がある家に到着したんだ！そこの照明のことばかり考えているんだけれども、黄色くて本当に奇麗だよ！ここに来るのにピアノがないんじゃないかって心配だったんだ。だって本当に『白鳥の湖』を奇麗に弾いてみたかったんだよ。ニューヨークにいるシャリのおうちで弾くのが好きなんだ。音色がすごいと思ってね。高い音が好きだよ。金曜日は9時まで寝て土曜日は9時50分まで寝たよ。

何てこった、これまででいちばん遅く起きた時間だ。17日の水曜日に家を出たよ。3時25分に空港に到着。フライトは5時15分。なにが飛行機にあったと思う。映画が観られたりCDが聴けたりするテレビのスクリーンがあったよ。次の日の僕たちのフライトは朝の11時30分！それで、飛行機が来るまでとても長い間空港で待ってなくちゃいけなかった。

なにかが何時に飛行機が出るのか表示していた。金曜日はローマを本当に長い間歩かなくちゃいけなかった。沢山のものを見物したよ。コロッセオを見た。金曜日の夜は11時15分に寝たよ。翌朝は9時50分に起きる前に1時に目が覚めた。おしまい。

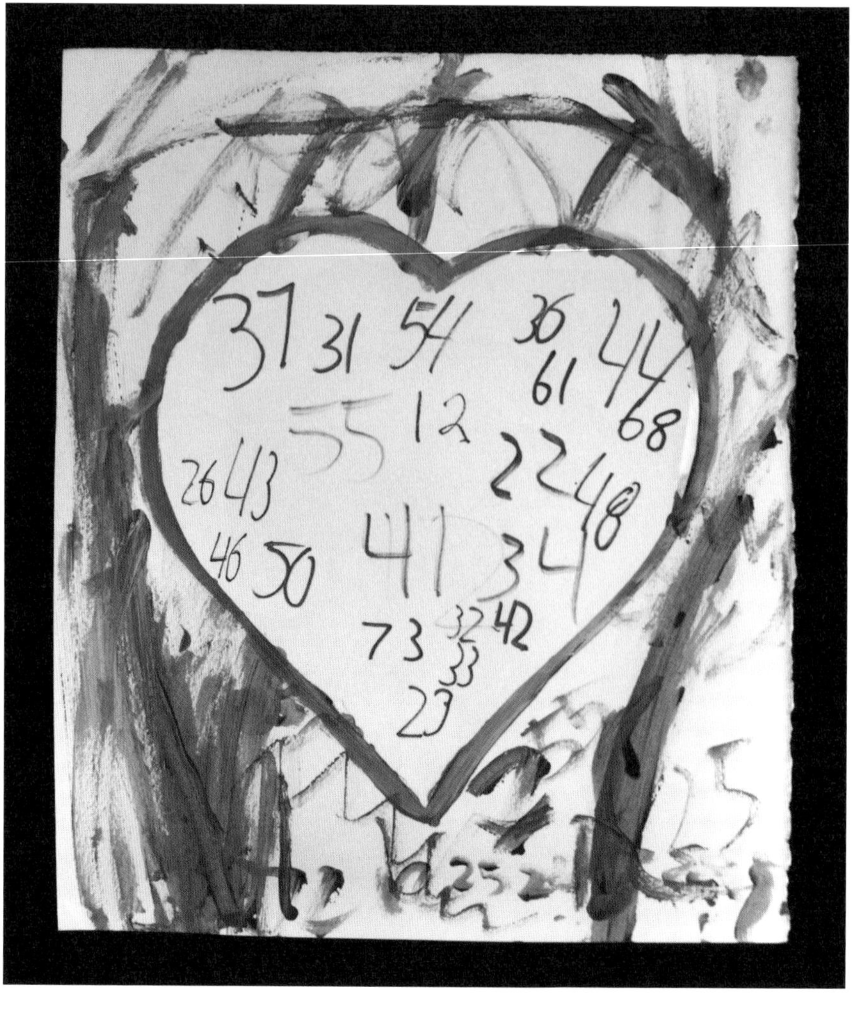
37 31 54 30 44
61
55 12 68
26 43 22 48
18
46 50 41 34
73 32 42
33
23

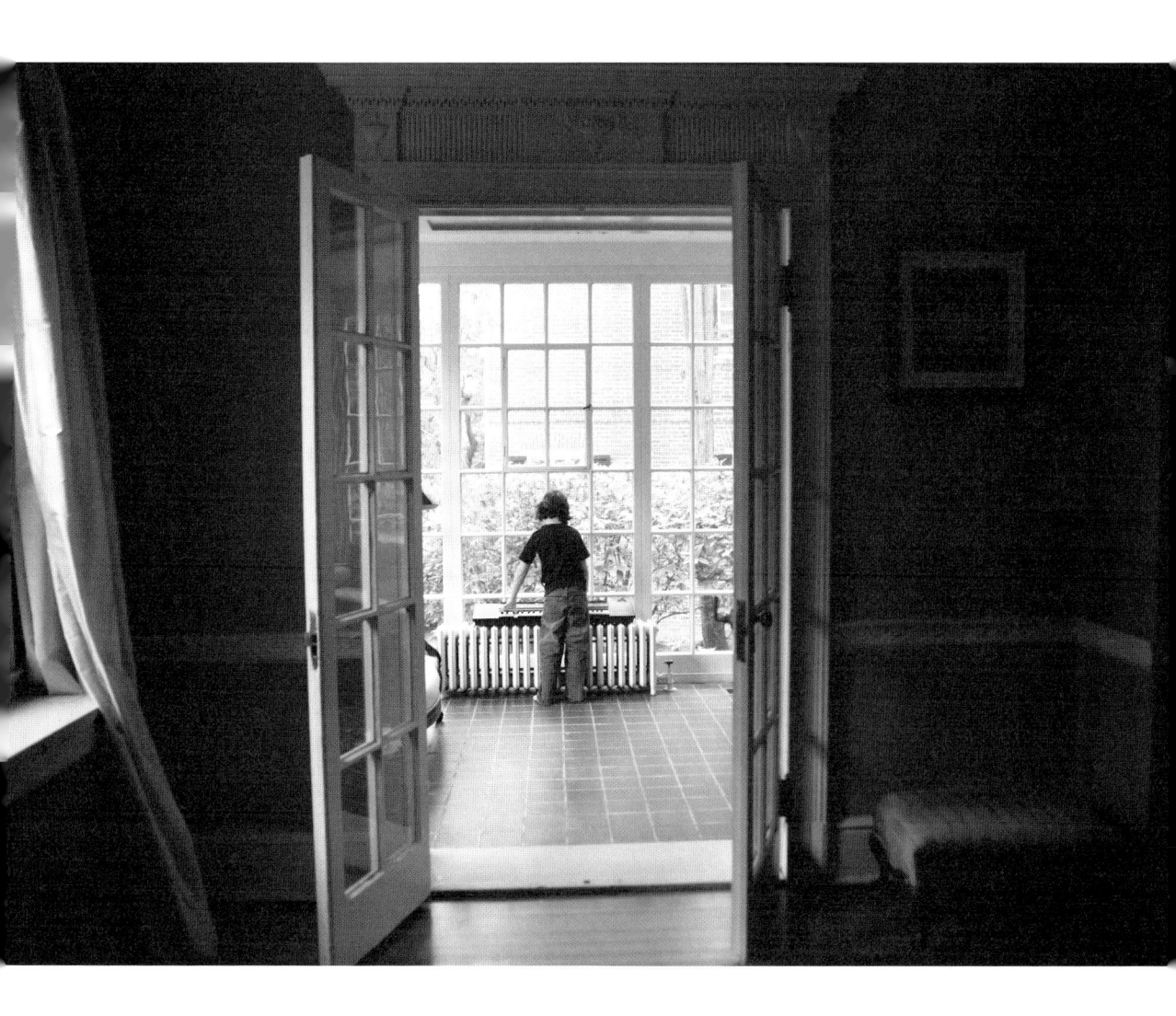

Alex and Ben

アレックスとベン

ベンの灯台を愛する気持ちは
「強烈な関心を持つこと」や
「同じことを何度も繰り返すこと」
ともとれ……

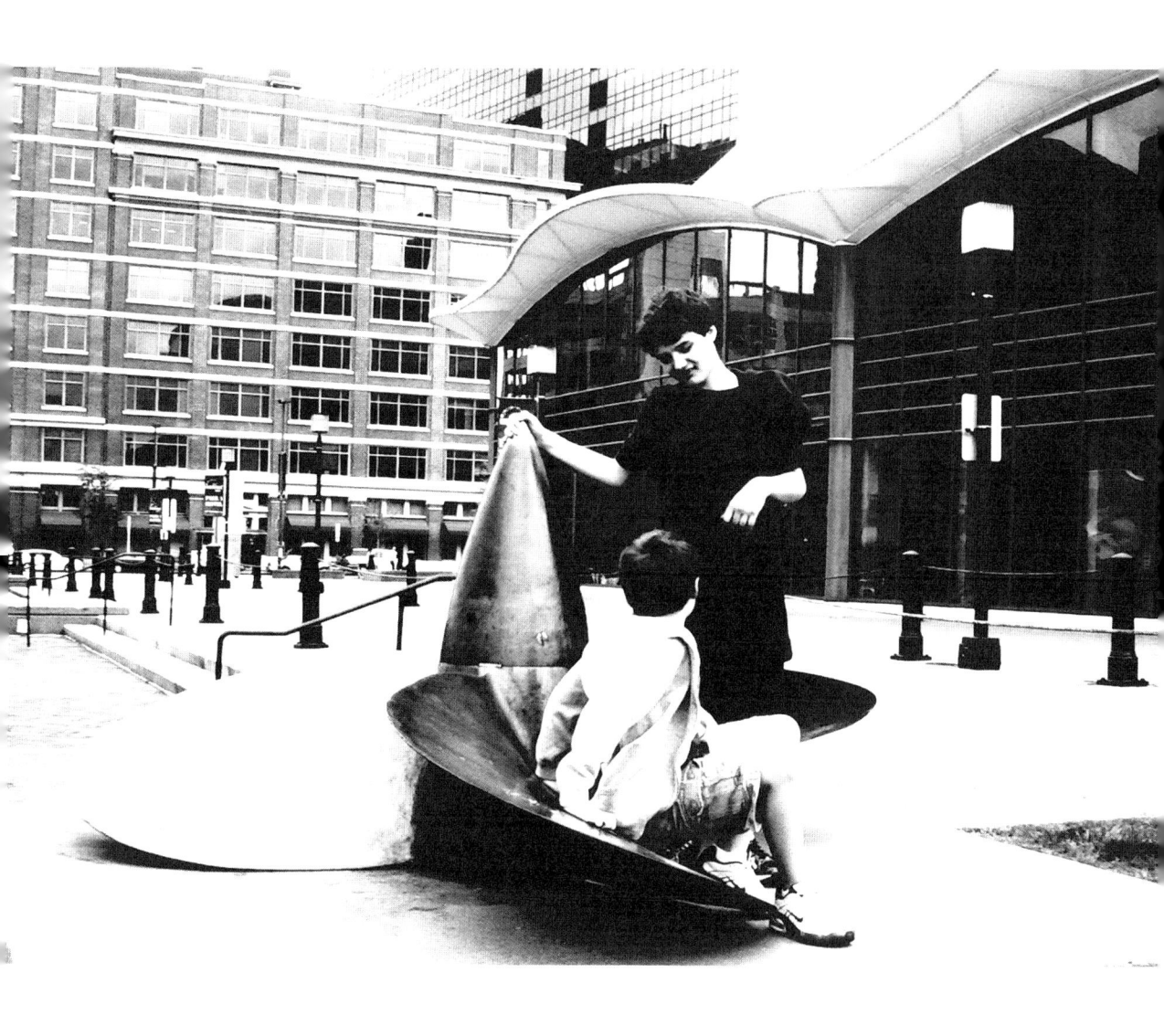

アレックスが怖がるのは、
かつてのコミュニケーション障害の名残が
若干あるのと、今も日常のスケジュールに変更があると
不安になるからであって、
実際に何かが怖いからではないのです。

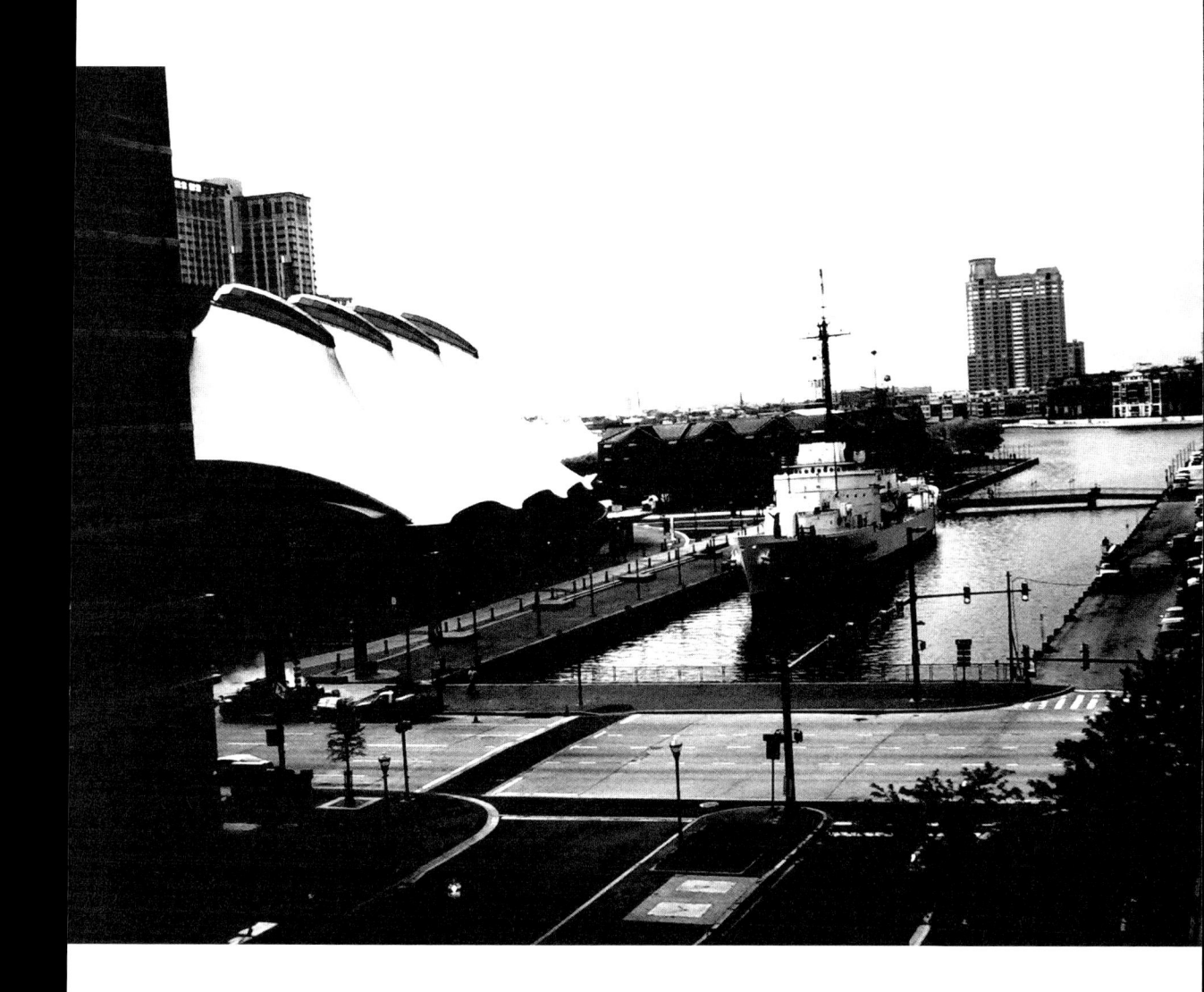

（アレックスが言った）「僕、登らないよ！」

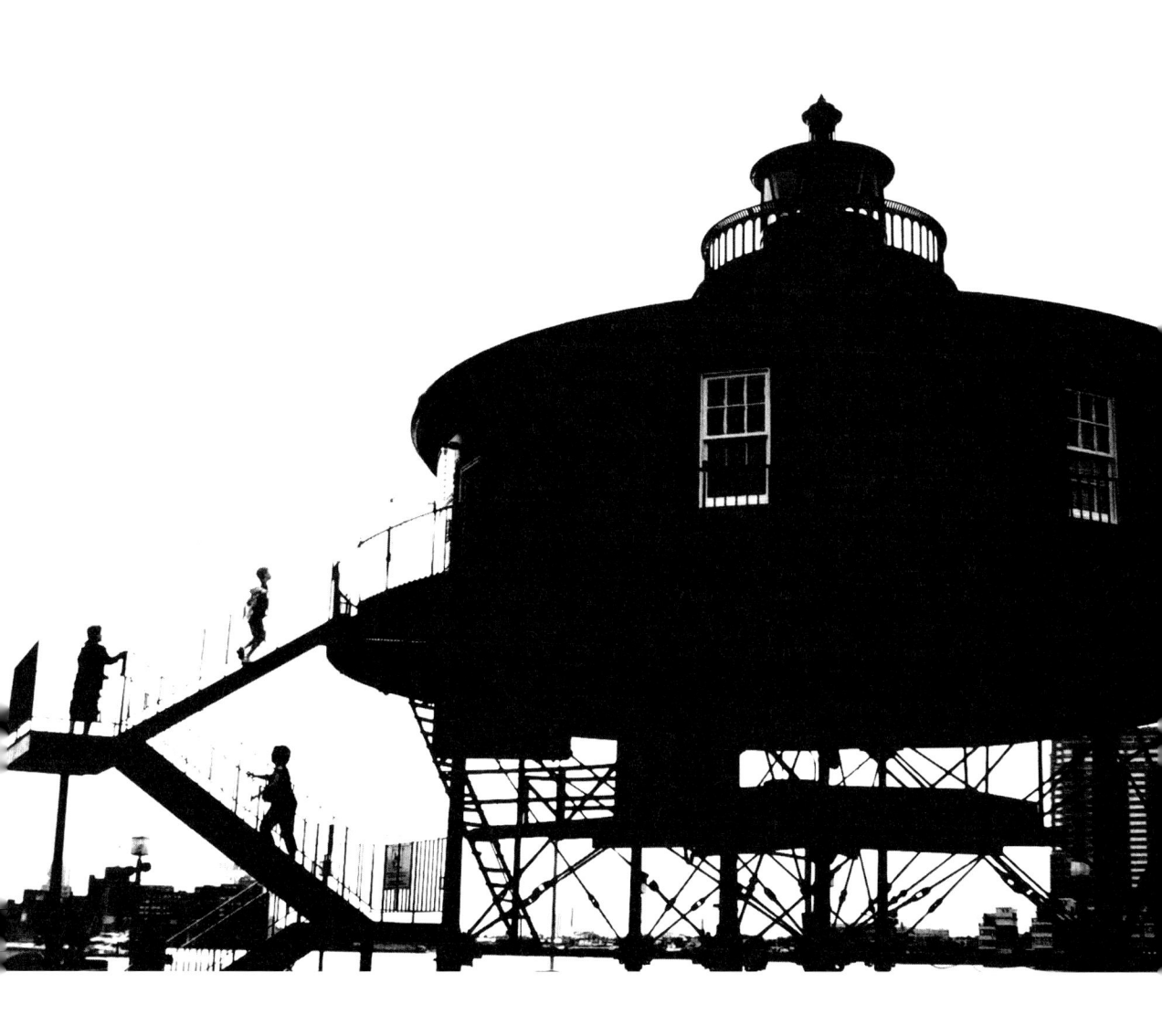

「僕が自慢に思う瞬間はあの灯台に登った時です。

怖いと思う気持ちを克服しました。

最初に怖いなと思ったとしても、

新しいことに挑戦できるということがわかったから。」

（アレックスの日記より）

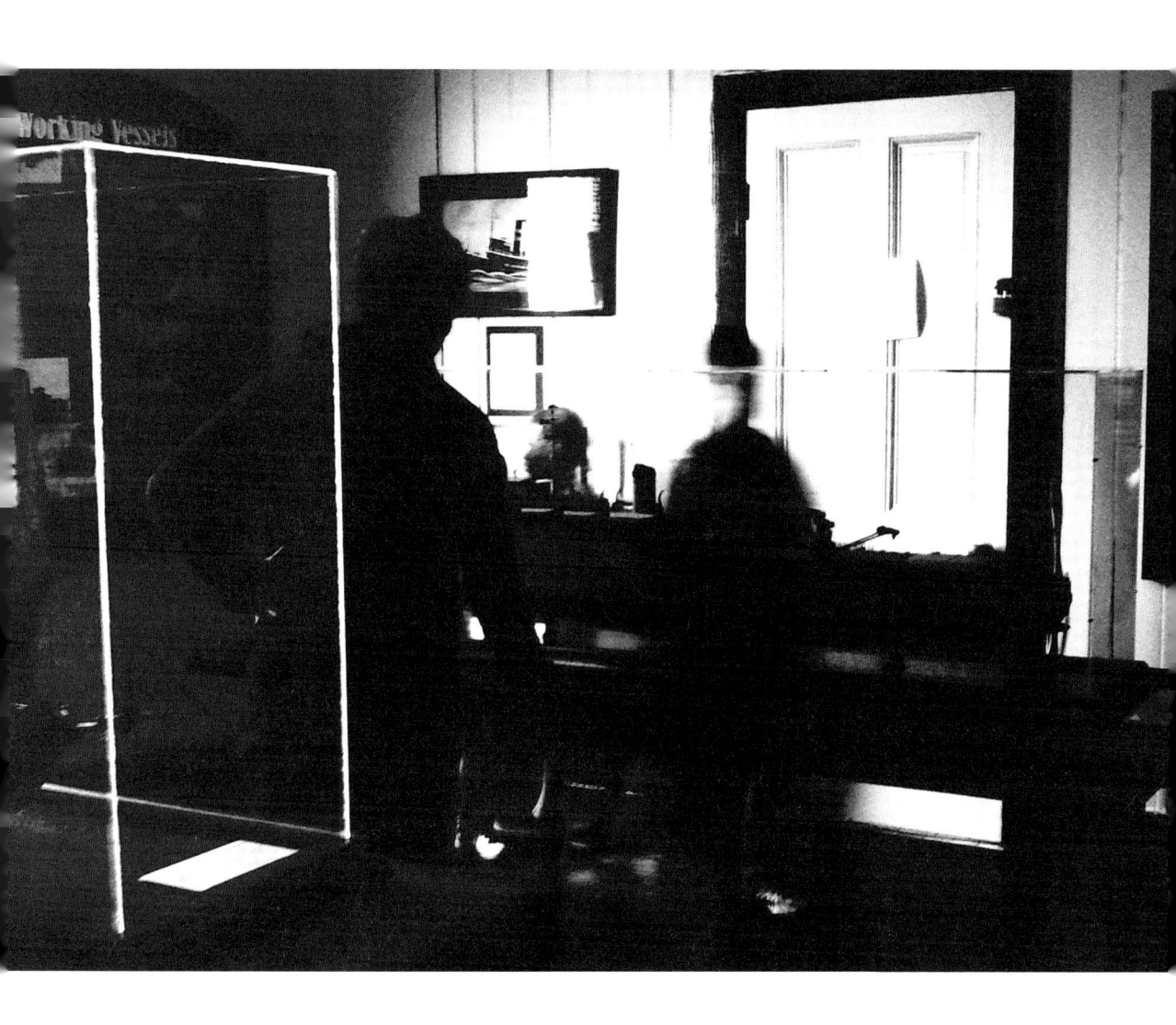

Interviewing Chase

チェースとのインタヴュー

ランダ博士が、会議で演説などの活動をしている若い自閉症活動家、チェースを紹介してくださいました。

彼は、自閉症の子どもがどんな困難を目の当たりにするのか、どうしたらもっと幸せに過ごせるのかについて、率直に自分の知識や経験を語ってくれました。

以下は、過去2年以上に渡る、私たちの会話からの抜粋です。

診断と反応について

MAKIKO：いつどうやって（自閉症という）診断を知ったのですか。
CHASE：私が6歳くらいの頃でした。もしかしたらもうちょっと幼かったかも。その頃、父親が双極性障害（訳注：躁うつ病）なのに医者にかからなかったのが理由で、両親が離婚しました。そのせいか、（後になって）自分の力の及ばない問題に対して、見つけられる限りの治療を探しださなくてはといつも思うようになりました。家に（自閉症関連の）本が山積みになっていたので、自閉症というものを定義としては知っていました。それで何が起こっているのか気がつきました。その障害について本を通してもっと知ったり、私の態度に対する両親の反応にイライラしたりして、自分の何かがおかしいのではないかと直感的に感じました。ずっと今も思っているのですが、（その時に）自分はどういうわけか人より劣るようだという考えが出てきたのです。つまり、私の存在には欠陥があり、間違いがあると。それはどこに行っても私の頭の中につきまとっていました。父親に会いによその州に行く時、学校に行く時、または妹と家にいる時さえも。

　小学校1年生の時、4、5人の子どもたちが一緒に座って勉強している時に、自分が自閉症（autistic）だからできないことがあると説明しなくてはならないことがありました。でもみんなは私が「芸術的（artistic）」だからと誤解したのです。とてもイライラしました。こういうことが起こると、自分の存在が

間違いではないかとずっと思ってしまうのです。自分が社会的に受け入れられる、受け入れられないの境界線にまたがっていると実感するので、余計に自分の行いを完璧(かんぺき)にこなす必要があると思ったり、もし自分が行動を完璧にこなすと自分が受け入れられる、または少なくともある程度尊重してもらえるのではと思ったりしたのです。私は世の中、つまり自分の家族や学校での環境が、自分を間違いであり、尊重するに価しないと見ていると思っていましたし、もし行動に失敗があれば、完璧に打ち捨てられて、永遠に友情や愛情などに価しないと見なされると思っていたのです。

M:その当時は普通学級にいたのですか？
C:そうです、普通学級でした。これはほんの始まりでした。

社会的に追いつめられること

M:自閉症であることで悲しくなったりしませんでしたか。

C:いいえ、自閉症であることにはうんざりですよ。結局人がどう反応するかなんですよ。すべてどう人が反応するか。どんなに自分が完璧にやろうとしても、周りの人とは違った行動をとるということ、それは今では自分でも受け入れられるようになり、誇らしく思うように努めてもいます。が、私の感情的、感覚的要求や、それが不足していることに対して、人はどう反応していいのかわからないので、状況は難しいのです。

M:その「人」とは大人を指していますか。
C:一般的な人ですよ。子どもや大人。家族さえも。彼らの眼(め)に実際に映っているもの、それが根本なのです。どういう「考え」を彼らが自閉症というものにあてはめているかなのです。自閉症は自閉症の人と分離されるものではないし、そこには無限大のスペクトラムがあります。そう思っていたので、時間はかかりましたが、単に自閉症と診断されたのは私のせいではない、むしろ自分の周りの世界のほうに問題があると確信するようになりました。年齢を重ねていくうちに、誰のせいでもないという事実を受け入れるようになりました。誰の責任であるかということは結

局意味がなく、というのも、診断は全くあてにならなかったのです。だから、自分が社会的に追いつめられたのは、自分の周囲の人たちの悪意のある力のせいではなく、どちらかというと社会のシステムのせいだと思うようになりました。

　自分の周りの世界をよく考えてみて受け入れるようになったのですが、私たちはみんな社会のシステムの犠牲者であること、そのシステムは、最良でいちばん優秀になりうるものたちを社会的に追いつめ続けているということです。その結論のせいで、自分がいつも話すのを恐れている危険な考えと否が応でも向き合わされるのです。つまり、過去10年ほどの間ほとんど毎日のように陥る絶え間ない自滅状態であり、それは自分がベストを尽くして完璧にやることで境界線から下りて社会的に受け入れてもらえるということを、往々にして阻むのです。

　自分の診断に確たる根拠がないことを理解したうえで、自分が完璧になれないということを心から受け入れ、許すことができたことにはほっとしています。しかし、自分を社会的に追いつめるシステムがあること、それは見せかけであり、実際演技であると思えること、自分の周りの世界が永久に虚構のものであること、そして自分はそこから逃げ出したっていいということなどに、今悩んでいます。でき得る最高の治療を受けている（心理士も精神科医も、本当に私が成功するのに貢献してくれました）とはいえ、世の中でうまくやっていくのにはやはり治療が必要であるという罪悪感のようなものを感じ、薬なしではやっていけないだろうなとずっと悩んでいるのです。そして、治療を受けることと自分が考えていることのせいで、どういうわけか自分自身（の存在）が間違いであると煽り立てられるのです。毎日のようにこれを克服する努力が必要で、それで自分の成功が推し量れるのです。自分としては、ゴールをどこに設定するのかということと、そこに到達することが重要です。こう自分で考えるようになったのも、治療のおかげです。

　……そして思ったのですが、「自分はこれらすべてのものと戦わなくていい」と。ほかの人に会って（自分の持つ）すべての知識を役立てればいいと。私はこのまま歩んでいくことを選択しました、山あり

谷ありでやめたくなる時もありますが。結果として、自分の周りの人たちにいい影響を及ぼすことができればと思っています。特に若い世代の子どもたちが改善したり成長したりするために、高度な治療や（セラピーの）介入が発達することで、もっといい成果が出るよう願っています。

友人関係について

M：孤独に感じたりすることはありますか。友だちはいますか。
C：友だちはいますよ。非常に親しい友だちがいます。好きなだけ童心にかえって、思う存分一緒に子どもっぽい冒険やほかのいろいろなことをやったりします……が、それが終わると「さて、今度は何を間違えたんだろう」と思ってしまうのです。振り返ってみると、本当に社会生活を楽しんでなかったし、私は「何を間違えたのか」と思い続けていたのです。友だちだけではなく家族のみんなに対してもそう思っていたのです。それが原動力となって、（他人や自分自身に認められる必要などなくて）自分に関わること、つまりどう自分を価値付けるか、自分が誰であるか、どこに行こうとしているのか、などが大切であるという結論に達したのです。わざと自分をより低く見ていたような気がするのです——特に自閉症がどのように私に影響を及ぼしたのかを考えたときに。

こんな無駄なことで自分を独りぼっちにすることもないのです。外に出て自らいろいろな刺激的なことを見つけようと思います。それが実際、自分にとって大切なことなのです。ひっきりなしに呪文(じゅもん)のように出てくる「何を間違えたのか」は、いい影響どころか自分を傷つけるものだったのです。どう自分が感じているか言える勇気がなくてはならなかったし、親切にしようと気を配らなくてはならなかったし、自分の考えを理解してもらう能力も必要だったのです。それが人生でできる唯一のことではないかと思っています。それから、もっと大切なことは、重要な話は直(じか)に会ってすることや、相手のボディー・ランゲージや反応を読める（Skypeなどの）媒体を通してすべきだということも受け入れられるようになりました。文字で表すと重くなりそうな話をするとき、気をつけないと

思わぬ展開になってしまいかねないので、(話す相手の反応を確認することは)大切です。

M：お友だちの中でも似たような症状の人はいましたか。
C：自閉症スペクトラム障害の友だちは数名いますよ。彼らが周りの世界とどう取り組んでいるかを見るのは興味深いものですし、我々はよく似たような選択をしています。
M：ご自分を心から信じてくださっている方はいますか。どこにいてもどなたかご自分が行って助けを求められるような。
C：いますよ。そういう頼れる人を探すのは難しいですね。ワシントンD.C.にひとり。僕たちの過去は違うけれども、同じようなことを大事にするし、仲もいいですよ。

趣味／大きいグループに入ること

M：小学生や中高生のとき、どんな教科が好きでしたか。
C：歴史と数学……それから音楽では絶対音感がありました……究極の絶対音感なのですが、リズム感がなかったんです。
M：楽器は演奏しますか。
C：チェロを8年やりました。うまくはありません。
M：どうしてですか。
C：ほかの人ほどは練習しなかったのです。事実上リズム感が皆無でした。それに、大きな楽器を弾くには体力が必要でした。運よく左利きだったので正しい音色を引くことができましたが、私の右手、弓を持つ方の手は、弓をまともに持つことができなかったのです。しかし、自分のやり方でリズムを取ることはできました。
M：ご自分の頭の中に完璧なメロディーがあるのに、自分の身体がそれを音として発せないことにはフラストレーションを感じませんでしたか。
C：あまりなかったです。音はそこにあるのですから。音が何か、どこに音が流れていくのか知っています。つまり音の順序で、いつAがBに行って、BがCに流れるのかというように。
M：私の子どもは、とてもギターを習いたがっていました。彼も左利きなのですが、先生は左利き用のギター

を与えませんでした。それで右利き用のギターで練習してみましたが、手指の運動神経がよくないのでうまく持つことができなかったのです。頭の中で完璧な音があるのに、彼の指は彼が思うような音を奏でることはできませんでした。

C：避けられないことですね、楽譜が読めるのに身体が動かない。ヴォイスレッスンを受けることをお勧めしますよ。私には絶対音感があることが高校2年生の時にわかったのですが、既にチェロを始めて6年経っていました。聖歌隊に参加すべきだったでしょうが……遅すぎました。

M：自分独りで弾かれましたか、それともグループの一員として。

C：オーケストラの一員でした。

M：オーケストラのような大きなグループに参加するのは難しかったですか。

C：(既に)そのクラス(グループ)にいたので、そこで友だちを作りました。ある時(彼らの)反応が妙な感じになりました。彼らの誤解。コミュニケーションの欠如……おそらく自分と彼らの両方で……

これからの計画

M：今後は何をするのですか。なぜ社会学を学んでいるのですか。どうしてそれを選択したのですか。

C：自分が実際興味あることに近かったからです。今のところ、学校は自分には合っていないし……ずっとそう思っていました。私がやりたいと思っていることは、実際に自分の人生でやろうとしていることと同じことです。

M：頭から離れないことはありますか。いい意味でも、悪い意味でも。

C：スピリチュアルな性格なので、スピリチュアルな人生などが思い浮かびます。そういった方向に向かうことに取り憑かれていますね。自分の意味(を考えたり)とか、どう自分の知識でほかの人を助けられるかとか。さまざまなことを学びましたが、自分の人生に取り組むベストなやり方は「自己破壊」なのです。つまり、自分がやってきたことは別に重要じゃないのです。もし「自己破壊」が実現すれば効果絶大です。焦点を自分から壮大な考えへと移すのです。自己を

あきらめて何が起こるか見てみる。(他人に自分の持っているものを)与えることにやりがいを感じます。自分はまるでふらっとやってくる季節のような、単に一連の考えにすぎないというちょっとした幸せをふと抱くのです。時として考えが山のように集まったり、時にはバラバラになったりして、自分が周りの世界から離れて、内なる自分をより深く感じたりするのです。自分の人生は自分にしかわからないし、特定の人や考えに(また理想にさえ)関わらないようにしていても、周囲のみんなを、まだなんらかの形で必要としているのです。自分の周りで起こっていることと対比させないと自分自身の判断基準はないし、判断基準がないことで、自分を自滅に追いやるあの危険な呪文にはまってしまうのです。

M：何に幸せを感じますか。
C：すべてを投げ出すために、膨大な悩みと取り組みました。あなたの前でここに座って、大事なことや考えをほかの人たちと分かち合えるよう、話す機会を得ました。これが私の仕事です。人にいい影響を与えることです。彼らにどう進めばいいのか考えてもらうためにただただ話すのです。「こっちの方向に行きなさい」と。人に影響を与えて進むべき方向に導くことです。結局、神様(に近づこうとすること)みたいなものです。完璧に自分を超越している存在とどうやって関わることができるのか。自閉症であるかどうかにかかわらず、どう自分が人(の心)をつかむことができるのか……

M：自閉症を持つ子どもたちへ何かひと言お願いします。
C：応用行動分析(Applied Behavior Analysis)は、2歳から6歳に対してはいいセラピーです。目的に合わせて組んだカリキュラムはスペクトラム内の人には最高の方法だと思います。でなければ、生活の中で大切な、身体を動かしたり、清潔に保ったりし続けることの有用性がわからないでしょう。周り(の人)よりも価値が低いと常に言い聞かせられる現状においては、自分を尊重することの意味を知るのは極めて重要です。しかしながら、それだけでは仕方がないのです。みんながそれぞれ人生を歩んでいくうえで助けが必要ですが、ある人はほかの人よりももっと

（助けが）必要だったりします。そのことは何もおかしくはないと思います。みんな（人生の）道のりをほかの人とは違うプラスやマイナスから始めます。しかし、（人生の）道のりは、多分私たちが（特に自分が）実際そうする以上に大切なものでしょう。

　ごっこ遊びのセラピーは効くと思います。ご両親に、（お子さんが）興味や関心を抱く対象にたとえてみることをお勧めします。子どもよりもその対象をご存じでしょう。何かになりすまして会話をしてみる、そしてその何かを現実に設定してみる。子どもがスター・ウォーズに興味があったとします。ジェダイと私が彼または彼女にスター・ウォーズの視点から物事を教える……そしてもっと多くのことを現実へとつなげるのです。彼、彼女に基本的な自分らしさというものを教える……彼または彼女が誰であるのか、同じ年齢の子どもたちとどう違うのかなど。早い時期から、人間を尊重できるように教えるのです。子どもたちは絶対にそれを楽しんでやると思いますよ。「次は海賊、その後は騎士……」コスチュームを着せて、自分自身を尊重することを教えるのです。

　それから、誰かほかの人の人生をよいものにするために自分の持っているものを与えることは、結果として本当に貴重です。私自身は苦労しますが、助けることで自分の周りの人に喜びと意味を与えるということが、ずっと私のいちばんの目的です。自閉症の人生には暗い現実がつきまといますが、人生を歩んでいくこと、「自分の知的財産」を活用することは有意義なものだと、私はずっと思っています。それを汲んで、両親や恋人たちが愛する自閉症の人たちを助けるために私がすべきことは、彼らの感情的ニーズにあった環境を育むことだと考えています。彼らがうまくやれて、自分が本当に成功したのだと感じるよう、それにたどり着くまでに犯したいかなる間違いをも許す、というようにあらかじめある程度準備しておいたりすることです。繰り返し言いますが、私が受け入れたように、この道のりは独りでできるものではありません。これは人と分かち合った経験であり、私がそのことが大きく、素晴らしくなると望んでいる限り、もっと大きく、素晴らしくなれるものなのです。

　私の寝室のマントルピースの上に『失楽園』から

の引用があります。それは個人よりもずっと大きい力に対しての自滅というものです。

　自らが無に帰する道を見出しうるのだ！ だが、なんという悲痛な治癒（いやし）の道であることか！ 考えてもみるがよい、創造（つくら）れることなく前から存在していた、あの『夜』の空々漠々たる胎内に呑み込まれ見失われて、感覚も動く力をも喪失し去ることを、──このようにして空しく亡びることを求める余り、いくら苦痛にみちているとはいえ、誰がこの知性豊かな存在を、永遠を彷徨（さまよ）うこの思念（おもい）を棄て去ることを望むであろうか？
　　　ジョン・ミルトン『失楽園』第二巻 146〜150行
　　　　（岩波文庫『失楽園』上巻、平井正穂訳より）

　私にはこの詩が、静かな無意味な考えとともに心の葛藤（かっとう）をあらわしているととれます。存在しないことで思慮深く人生を送ろうとすることはできないということ。寝室のマントルピースにこんなものを置くべきでないと思いましたが、これを否定すると、自分がこれからも直面する困難が偽りのものとなるだろうと思えたのです。

ここに「The Children」のフォトエッセイの章をよりよく理解していただくために、親からのエピソードを掲載します。各々の子どもたちが見せた、驚くような出来事の数々も記してあります。

Magnus
マグナス

　私の息子マグナスはものを組み立てるのが得意です。ごく幼い頃からやり始めたのですが、身近にあるものを手当たり次第利用して、リビングルームでかなり精巧なものを組み立てるのです。彼は並外れた鋭い眼で見て、それが建物であれ、動物であれ、虫であれ、LEGO®ブロックやほかの組み立て玩具を使って創り出すことができます。でも、今まで話せなかったことや、人が簡単に説明したことさえも理解できなかったことに比べれば、彼が作ったものに見られる精密さは驚くに足りません。多くの教育関係者にマグナスの知能指数は平均以下だと言われましたし、「とろい」「ボーダーラインギリギリ」と表現されました。

　私は自分の子どもがほかの子とは違うとよくわかっていました。しかし、一瞬も「とろい」とは思ったことがないのです。結局、臨床心理士のところに知能指数の検査に連れていくことになりました。数日に渡り、検査につぐ検査で臨床心理士が彼の心の謎を解き明かしてくださいました。結果ですって?「自閉症」で「高い知能を持つ」という驚くべき新事実。どうお思いになりますか? 私の「とろい」「ボーダーラインギリギリ」の息子マグナスは、今となってはメンサの会員です。

● 注目すべき点

　0〜5歳:話すことができない。
　1歳:100個のパズルをこなす。
　2歳:500個のパズルをこなす。
　4〜5歳:動物や虫をLEGO®ブロックで組み立てる。
　9歳:一流大学のギフテッド対象の数学のクラスを受講し始める。
　12歳:以前決して文字を読めるようにはならないと言われていたにもかかわらず、小学5年生レベルの内容を読めるようになる。応用数学の博士号課程の学生に数学を学ぶ。

● フォトエッセイに関する情報

　23ページのメンサカードは旧デザインのものです。マグナスは現在、メンサの会員ではありません。

※23ページのメンサカードの写真については、掲載の許可を得ています。

JP

ジェイピー

「ピカソへの愛」

　　JPは「セラピー」というものを一度も受けたことがなかったので、私どもは引っ越しまでして彼をケネディ・クリーガー・インスティテュート（訳注：Kennedy Krieger Institute、米ボルティモアにある自閉症関連の施設。略称はKKI）に送ることを心配しておりました。不安で仕方がなかったので、気晴らしに私どもが好きなパリにしばらく滞在することにしました。

　　ある午後、私はパリでも最も古い地区のル・マレに彼を連れていきました。彼は自分の使い捨てカメラを持ってついてきました。ピカソ美術館に立ち寄ると、黒い彫刻がいくつかあるオープンな展示空間で、彼は写真を撮り始めました。27ページの写真は彼の作品の一つです。当時は4歳にすぎませんでした。

　　だんだん興奮してくると、さっと全部を見ようと走り出しました。2周目になると、私は彼にいろいろな時期のピカソの作品を説明して回りました。彼は別に何も言わなかったのですが、うんうんとうなずいたりニコニコしたりしていました。見終わると下の階へ下り始めました。その際、『猿の母子像（Baboon and Young）』を指してニッコリしました。別に何

● 注目すべき点

2歳：すでに二つの言語で本を読む。96ピースのジグソーパズルを10〜15分で完成させる。

3歳：6歳向けのモンテッソーリ※教材に取り組む。

（※モンテッソーリ教育：教師がそれぞれの発達段階にある子どもの自発的な活動を援助するアプローチをとる。モンテッソーリ女史が開発した独特の体系を持つ教具を使って、子どもの自主性を伸ばす教育法。）

4歳：KKIにてセラピーを受け始める。6カ月以内で2年分の言葉の遅れを取り戻す。

9歳：著名な大学の数学者に数学を習い始める。

JP

も言わなかったのですが、それをきっと気に入ったのだろうと思いました。さらに下の階へ進むと、彼はスクリーンに闘牛のアニメーションが映し出されているのを見つけました。私たちは階段の上に座ってそれをしばらくの間一緒に眺めました。

　1学期が終わってまたパリに戻ってきました。JPは「僕はいつもそこ（ピカソ美術館）が好きだから」と連れていくようせがみました。私たちが歩き回っている間、彼は肖像画の女性の名前を教えてくれました。いつの間にかピカソの愛人の名前を年代順に覚えていたようです。腕を組んでいるジャクリーヌ・ロックの肖像画の前で、彼は椅子に座ってじっと見ていました。くるりと振り返ってニッコリしました。「誰なの？」と聞くと、「ジャクリーヌ・ロック。奇麗だね。」と返事をしました。

　それから1階を続けて見ていると大きな雄牛の頭（の彫刻）を見つけました。彼はおかしいから写真を一緒に撮ってほしいと言いました。上の階を見終わって、階段を下りている時にJPは大好きな『猿の母子像』を見つけて喜んでいました。「これ好きだよ。この猿って車の形をした頭があるね！ほら見て、ママ！」今回は、そのものについて自分が何を思ったか表現できるようになったようでした。こちらも思わず微笑み返しました。

● フォトエッセイに関する情報

4歳：ピカソの彫刻の写真（27ページ）を撮影。

5歳：彼の写真（30、31ページ）。演劇のクラスのために顔を黒く塗られる。

8歳：柔道を始めたことで自尊心と自信の向上が見られる。水鳥の写真（35ページ）を撮影、「雪」の詩、「ロボットについての僕の意見」をこの時期作成。

注：2014年10月にリニューアルオープンしたピカソ美術館では、上記に示してある改装前の展示順序とは異なるレイアウトとなっています。ご了承ください。

©Succession Picasso/DACS, London 2016

Benjamin
ベンジャミン

「物がどう動くか」

　6歳の誕生日の直後から、ベンジャミンは物がどう動くか調べるようになりました。幼稚園に入ってスクールバスで通学するようになり、64番のバスの運転手がベンジャミンの風変わりなところや、彼のせいでバスが遅れたりするのを大目に見てくれました。彼は、毎朝バスに乗り込む前に、（そこに何があるか）車体の下をのぞき込んでいました。紙と色鉛筆やマーカーが使える放課後のケアまでそれを覚えておき、そこで細かく描き込んだ図面を持って帰宅するようになりました。タイヤ、車輪の車軸、駆動軸、連動装置、エンジン、トランスミッション、パイプ、ワイヤー、鋲、溶接の跡、回線など。私には理解できませんでしたが、彼が何を描いたかはわかりました……。

　週末になると、私に車のボンネットを開けるようせがみ、その中のものを理解していくにつれ、次第に満面の笑顔になりました。「あれは何？」エンジンだよ。「あれは何なの？」冷却液。「あれは何？」オイル・フィルター。「あれは何なのかな？」知らないな。「あれは？」知らないよ、マニュアル本を出してみて見るよと私。彼は家の中に戻ってすべて図面に描きつけました。

● 注目すべき点

2歳～2歳半：10～12単語を言う状態から後退して話さなくなり、社会性に乏しくなる。

2歳9カ月：KKIでセラピーを受け始め、語彙力は4歳になるまでに年齢相当のレベルを超える。

6歳：人体図を描くことができ、すべての主な器官を説明できる。GoogleやGoogle Earth、YouTubeを見つける。ほかのものは自分で勝手にネットサーフィンして見つける。

7歳：ほとんどの主要な国際空港を地球儀で見つけることができ、記憶のみでそれらの空港の滑走路を描くことができる。

8歳：ガスタービンで稼働する飛行機のエンジンの空気と燃料の流れなど、4段階の仕組みについて説明できる。星の形成において原子の融合がどのように行われるか話せる。どんな要素が星の質量と年齢によって形作られるのか、すべての惑星やいろいろな衛星について話せる。銀河系の観念

Benjamin

水泳教室やショッピングから車に歩いて戻ってくる30分が苦痛でした。というのも、途中、目にした車の下に頭を突っ込んだり、向かってくる車に手を上げて止めようとして徐行させたりしたのです。

そして目にしたものがつまらなくなってくると、想像できる限りエンジンの内部を描くようになりました。稲妻が描き込まれたエンジンの点火プラグ、不規則な角度のジョイントがついたパイプ、幾重にもなっているギアに巻きついているケーブルや、どこにつながっているのかわからないものなど。組み合わせを変えて、バスの底面を一部切り取ったエンジンの図面と一緒にしたりして、細かいところは厚紙や画用紙など大判の紙に描き込みました。

初めて「人体」解剖図鑑を目にしたとき、すべてが変わってしまいました。人体のさまざまな器官をむき出しに描いた、フルカラーで幾重にもなった透明フィルムを見たのです。凝視してページをめくっていたのですが、胎芽の発育のところでパタリとやめ、本を部屋の隅に置いて、数日間触ろうともしませんでした。

や広範囲に及ぶ宇宙の膨張について、既存の考えを超越した角度から調べ始める。

● フォトエッセイに関する情報

5歳:「物がどう動くか」が書かれる。車や64番のバスの底面を描く(42、43ページ)。

6歳:人体図を描く(47ページ)。

7歳:BWI(ボルチモア・ワシントン・インターナショナル空港)の地図を描く(48ページ)。

8歳:星(49ページ)

※ワシントンD.C.のユニオン駅のアムトラック電車、プラットフォーム、電車のレール等の写真については掲載の許可を得ています。

そして彼は人体の器官を描きました。循環系統は心臓から太い動脈が毛細血管へと枝分かれして、青の出ていく血液と、赤の戻ってくる血液とで、人体が形作られていました。

　ほかの人体の器官は人間の形をしていませんでした。腕や足の余白に食道、胃、小腸、大腸などが描き込まれ、管状器官やケーブル状のものが四肢にのびて関節で接続され、身体の形が想像できる限りのヒト・64番のバスのサイボーグとなっていました。

　彼は毎晩のように本に目を通して、「あれは何なの？」肝臓だよ。「あれは何？」腎臓だね。「じゃあ、これは何？」知らないよ、ベン。「ダディ、それは十二指腸だよ。」などと会話を楽しみました。

　バレンタインデーに、彼の幼稚園のクラスがハートの絵を描きました。彼のハートには動脈や静脈がからまった心房や心室があり、アーチ状の大動脈で完成していました。いつの日か、ある女の子が彼が描いたハートを受け取って「これは何なの？」と聞くことがあったら、ベンジャミンは恋に落ちてしまうでしょう。

James
ジェームズ

「カレンダー」

　私の息子ジェームズの頭の中には、カレンダーが刷り込まれています。驚くことなかれ、何時間もカレンダーを見て、前後の月をめくってみたりして、自分自身のカレンダーを作ってダイニングテーブルに置いてある何ダースものノートブックに書き込むのです。ジェームズにプレゼントを買ってあげたいですか？ おもちゃはいらないですよ、カレンダーで十分。私のiPhoneのカレンダーでご機嫌なのですよ……。

　2年前までジェームズは数字に取り憑かれていましたが、次第に日付や月や時間へと対象が移りました。それに、空恐ろしい記憶力と相まって、あっと驚くようなことがたくさん起こりました。ジェームズは、私たちと一緒にやったことの過去2年分のひとつひとつの日付と時間を覚えていました。たまたまどの人がいつ誕生日だったか言ったとしたら、彼は何曜日だったか——それも昨年と今年の曜日を——言うでしょう。情報を処理する時間というのは別になく、ただ自動的に出てくるのです。毎月最初の日は、ジェームズはいつもよりもニッコリして起きます。「新しい月だよ！」と楽しそうに叫んで目をぱっちりあけます。純粋な喜び。考えてみてください、こんな簡単なこと

● 注目すべき点

　14カ月：既に台形や八角形などの形を知っていたにもかかわらず、「ママ」の一言は言えず。

　2歳：文字や数字を取り憑かれたように書き始める。

　3歳：絶対音感があることに気がつく。簡単な2つの手で弾く「パッヘルベルのカノン」をピアノで弾く。

　4歳：13の段のかけ算で数えることができ、応用数学の数列ができる。目にするすべての単語を読む。

● フォトエッセイに関する情報

　4歳：「カレンダー」が書かれる。

　8歳：(町の)地図 (57ページ) と (数字で一杯の) ハートの絵 (60ページ) を描く。

　9歳：イタリアへの旅行についての文章を書く。

からこんなに幸せが得られるなんて。そして、それを一年に12回経験することができるなんて。なんてラッキーなのでしょう。

Alex and Ben
アレックスとベン

「希望への道しるべ」

　自閉症の診断からおおかた2,900日も経ってやっと、オーティズム・スピークス（Autism Speaks）から、新しく診断を受けた家族に提供する「診断後100日情報パッケージ」が届きました。8年前に私どもの長男のアレックスに自閉症（PDD-NOS、特定不能の広汎性発達障害）があると言われた時、自閉症に関する情報はインターネット上に散乱していました。当時は、初期段階で希望が持てない時期でもあったので、診断を受けてから感情の起伏が激しくなったのに対応しなくてはならないうえに、自分が全然知らないことについて何かしなければならず、しかも診断が本当であってほしくないという混沌とした思いにも向き合わなくてはなりませんでした。唯一楽だったのは、2年以内に次男のベンが自閉症との診断を受けた時に、「少なくとも何をしなくてはならないのか知っていた」ことでした。すべきことが頭に刷り込まれていたので、診断と（セラピー）介入のプランは、2度目はもっと簡単に整いました。

　その前年、オンラインで資料を熟読していると、今まで見かけなかったある言葉を目にしました。あまりにもびっくりしたので私は切り抜いてGoogleのウインドウに貼りつけました。このちょっとした情報が正しいものであるかどうか明らかになるまで自閉症と向き合って7年も経っていたのですが、後に自分たちの生活を全く変えてしまう、新しいことを学ぶことになったのです。

　主人が電車で帰宅する時にブラックベリー（BlackBerry）を持っていることを知っていたので、短いメールを送りました。
「あのね、オーティズム・スピークス（Autism Speaks）の『診断後100日情報パッケージ』を見ていたのだけれど、そこに『例えば、自閉症を持つ子どもは、掃除機、電車の時刻表や灯台などについて大変関心を持つであろう』とあるわ。」

　ジョーはほとんど瞬間的に返事をしてきて、「本当かい？ 灯台だって？ 掃除機や電車の時刻表と同じくらいだって？ ただちょっと遊びに行くだけのところだと思っていたよ。」

私ども家族の灯台への情熱は、無邪気にもニュージャージー州にあるバーンガット（Barnegat）灯台を2005年の夏に訪ねることから始まりました。日帰りで海辺に住む友だちに招待されて、彼らに勧められるまま地元の灯台を訪ねました。

　なぜベンがオールド・バーニー（Old Barney、バーンガット灯台の愛称）に関心があるのかいまだにわかりません。真っすぐドアに向かって直進し、階段をさっさと上りました。主人は追いかけるのに苦労しました。アレックスはその当時、極端な高所恐怖症で登るのを嫌がりました。大して面白そうとも思えなかったので、このちょっとした冒険に参加しないでいることにしたようです。

　頑固なベンは私が行かないのを簡単にあきらめませんでした。階段をさっさと上ったのと同じくらい速く駆け下り、バーンガット灯台の下に来て、また登りたいと言いました。

　ジロリと主人が私を見て、「お前が行けよ。」

「私は行かないわよ。」

「さあ、ママ、行こうよ！」とベンは言い、ドアの向こうに戻ってまた登り始めました。

　怖いもの知らずの息子について行こうとしましたが、足下の金属の階段が揺れるたびにおなかがキリキリしました。手指の関節が白くなるほど階段の手すりを強く握ってまで階段を上っていったのは、最上階にたどり着いた時に後ろにいて、ベンが落っこちるのを防ぐためでした。弱虫では自閉症とは向き合えません。私が嫌かどうかなんて関係ありませんでした。展望デッキへのドアにたどり着く前に、ベンの腕をつかむことができました。

「待ってよ！」

　深呼吸してドアを一緒に通り抜けました。途端に後ろの壁に押し戻され、風が激しく吹きつけてきて、（灯台の）上から飛ばされるのではと思うほどでした。私の

Alex and Ben

　足はまだ登ってくる時の緊張から震えていて、若干吐き気がしました。

　「向こう側はあまり風が吹いてないよ。」ベンは私の腕を引っ張りながら言いました。背中をピッタリ壁に張りつけながら、デッキの向こう側にゆっくり動いて、いったん風がやんだ時に息子を見て、海を眺めて、彼と見ているものを分かち合いました。

　まるで魔法かしら。

　彼はニッコリしました、別に何を意味するわけでもなかったのですが、私にとっては純粋な喜びでした。こちらも思わずニッコリしました。その瞬間には、この魔法のような場所にベンと来るまでに克服しなければならなかった恐ろしさ以上の価値がありました。しばらくの間、彼の強烈な経験と、驚くほど簡単に喜びを分かち合えたことで私たちの心は通い合いました。私の息子が夢中になっているものを怖がるなんてとてもできません。このような瞬間、私は息子たちに生きがいを感じるのです。たとえ実現するのが難しくても、可能なのです。稀にでも現実のものとなったら、一層喜びが増します。

　自閉症は悪い印象を持たれがちです。あるものに強烈な関心を持つことや同じことを何度も繰り返すことは、その代表的なものです。このふたつについて言うなら、子どもたちが取り憑かれたようになっているときは、私どもはとても干渉はできません。息子たちがレースカーや列車を順序よく並べようが並べまいが、彼らが決めた順序を邪魔させてくれることは決してなかったし、一緒に遊ばせてくれたこともありません。それに、毎晩のように寝る前にやることを、変更や番狂わせがない状態でしなくてはなりませんが、もし私どもが邪魔しなければ、多分みんなぐっすり眠れるのではないかと思うのです。

　私は、自閉症を持つ人にとって灯台が特に魅力的なものだとは全然知りませんでした。実際、ベンの灯台を愛する気持ちは「強烈な関心を持つこと」や「同じことを何度も繰り返すこと」ともとれ、なかなか理解できませんでした。私は「情熱」だと受け取るようにしていました。

ベンの灯台に対する関心は私どもの生活を豊かにしてくれました。東海岸をサンディ・フック（Sandy Hook）灯台からオクラコーク（Ocracoke）灯台へ至る、見たことのない景色や海を眺めたり、以前登ったことのない階段を上ったり、アメリカの歴史がたっぷりあるこれらのキラキラした灯台について新しいことを発見したりして旅を重ねることで、二人の息子たちと何度も心を通わせることができました。

　灯台に登ることを楽しむことができるようになっても、アレックスにとって、灯台に対する恐怖を克服するのは容易ではありませんでした。（灯台は）いろいろな理由から彼にとってはとても大事なものです。

　アレックスは翌夏の2006年7月に、ヴァージニア・ビーチにあるオールド・ケープ・ヘンリー（Old Cape Henry）灯台を一緒に訪ねたときにその恐怖を克服しました。私たちは親戚を訪ねていて、蒸し暑くなる前に（40℃を超える予報）、朝早く登ることにしました。到着した時は私たちだけでした。アレックスが登れないことも念頭に入れて、その時は（登る）機会を与えられたということで十分だと思っていました。誰もいなかったので、登ることを勧められて怒ったり癇癪を起こしたりすることもないし、人目につかずにどうにか取り組めそうでした。しかし、もし彼が恐れてばかりいたら、お互いに楽しみを逃してしまうだろうなとも思い始めました。確かに彼には、やってみることが必要でしたし。もし既に試していたなら、彼が自ら進んでやれないことを私も受け入れられたでしょう。アレックスが怖がるのは、かつてのコミュニケーション障害の名残が若干あるのと、日常のスケジュールに変更があると不安になるからであって、実際に何かが怖いからではないのです。

　私どもがニュージャージー州の灯台制覇をその秋にやることを既に計画していたのも、ジョーと交替で一人の息子は登り、もう一人は下で待機というのでは家族としての一体感が持てないと思ったからです。5年間、交替で育児をした後に、ジョーと私は家族のためにももっと一緒に何かをやっていこうと思い始めました。

登らないかと言われてアレックスは激しく反応しました。

「僕、登らないよ！」　と血も凍るような叫び声をあげ、

Alex and Ben

彼は地面に座り込んで足をバタバタさせました。数分が経過しました。私は嵐が過ぎ去るのを待ちました。

「スッキリした？」

「うん」と彼は言い、立ち上がりました。

「アレックスのためにするときもあるし、ベンのためにするときもあるのよ。ベンはいつも水族館へあなたと行って、あなたが好きなことを試してるわ。今はベンのために何かをするときなの。それが家族というものなの。」

彼はまた座り込んで、叫びながら手足を振り回しました。

　誰にもこの醜態を見られなかったことをそっと神様に感謝し、彼は何が気に入らないのだろうと思いました。または私の何が問題なのかと。はっきりとではありませんが、せっかくここまできたのですから、このまま彼の好きにさせてはいけないとわかっていました。大目に見てやってしまうと、癇癪を起こすことでやりたくないことから逃げられると、アレックスは思い込んでしまうでしょう。好むと好まざるとにかかわらず、私は彼を登らせなくてはなりませんでした。もう引き返すことはできませんでした。

「暑いと思うけど」と私は彼の隣に座って話し続けました。「登ったら、おばあちゃんちにもどってプールに入ろうね。」

彼がこっちに注意を向けました。
「プール行きたいでしょう？」

「うん！」と彼。

「ほら、登って終わらせようね、わかった？ 最初に登って、それから泳ぐの。」

「最低の母親だ！」と彼は叫びました。

「アレックス、もし本当に、本当にこれが嫌なら、ほかの灯台は登らなくていいのよ。約束するから。試してみなきゃ、わからないのよ。」

「わかったよ、わかったよ！」と彼は立ち上がって、階段に近寄って上ろうとしました。

「その調子、アレックス。後ろからついていくからね！」

　最上階までの191の階段は、息子と上った中でもいちばん大変なものでした。もしかして私はアレックスに無理強いしたかも、早すぎたかもと思い始めたりしました。事態が後退したり、問題がぶり返したりするかも。もしかしてせっかくの旅行を台なしにしてはいないかしら。想像がつきませんでした。

　彼は次から次へと言葉での攻撃を私に浴びせかけ、私が母親としていかに向いてないかということを叫んだり、「大嫌いだ」というフレーズを何回か言いました。その間に、ふと自分の子どもから何も話してもらえない母親もいることを思い出し、彼が私を嫌いだと言えることだけでもありがたいと自分に言い聞かせました。彼が強烈に怒りを表現できることは、天から与えられた才能なのです。

アレックスがオールド・ケープ・ヘンリーの最上階の出入り口からレンズ室のデッキに一歩出てきたとき、息を飲むのを耳にしました。最悪の状況を覚悟しました。

まるで魔法かも。

ゆっくりと「ワーオ」と彼が言いました。「ここすごいね！」

「ほら、ごらん！」と私は言いました。「やったわよ、アレックス、やったわよ！ さすがじゃない！」

　いちばん下まで下りて外に出てから、ニュー・ケープ・ヘンリーの前で息子たちの写真を撮りましたが、二人ともニコニコして抱き合っていました。

　私はその写真をカメラの液晶モニターで息子に見せて言いました。「これを家の中であなたが見えるところに飾るのだけれど、自分が恐れていたことをどう克服したか覚えていてほしいの。やってみなければ、できないかどうかなんてわからないわよ。」

Alex and Ben

　彼は目をそらす前に私の方を向いて、涙をこらえようとして声を詰まらせました。珍しいことなのですが、彼は私を抱きしめて、「ママ、僕にやらせてくれてありがとう。上まで登らせてくれてありがとう。」と言いました。3年後、ジョー、アレックス、ベンと私は、ニュージャージー州、ヴァージニア州、ノースカロライナ州の20以上の灯台を制覇しました。そのうちの1週間はアウター・バンクス（Outer Banks）灯台のうちアメリカでいちばん高いケープ・ハッテラス（Cape Hatteras）灯台に登りました。これはうまくいった初めての家族の休暇です。

　息子たちは両方とも私どもが望んだ以上に、日常やっていたスケジュールに変更があってもうまく順応したり、なれない環境になじんだりしました。ジョーと私は正直言って、子どもたちと同じくらい、これらの灯台登りを楽しむようになりました。ベンは羨ましがられるほどの灯台のレプリカのコレクションを集めました。彼は（相手が）聞きたがろうがなかろうが、そのひとつひとつについて喜んで説明してくれると思います。彼の小学校1、2年の日記は灯台の話でいっぱいです。ほとんどは事実で、いくつかちらほらと、彼にとっては書くのが難しいフィクションがちりばめてあります。

　アレックスの灯台についての日記はそれとは違います。そんなに頻繁には書いていなくて、もっと簡単なのですが、もっと力強いのです。彼が恐竜や動物、大統領や自然災害について書くほど、事実満載ではありません。その代わり彼の灯台の話は簡潔で、とても重要な、人生の中でも輝かしい瞬間を記しています。今のところ唯一感情的でエピソードとなる思い出をはっきりと述べたものです。いつもと同じようなスタイルで記されていますが、これまでで多分いちばん頑張った成果でもあるのです。

「僕が自慢に思う瞬間は、あの灯台に登った時です。怖いと思う気持ちを克服しました。最初に怖いと思ったとしても、新しいことに挑戦できるということがわかったから。」

　灯台局局長を1910年から35年まで勤めた、ジョージ・プットナムはかつて「灯台はしっかりと耐えられるように、広い範囲で役立つように、決して途切れることの

ない警戒を続けるものだ」と言っています。心からその気持ちに賛成します。灯台は私にとっては役立つ、希望にあふれたシンボルでもあり、いろいろな面で二人の息子たちは自閉症に関することを克服しました。私どもの自閉症にまつわる経験は、困難に直面したときにどう取り組むかにかかっていました。もしベンの灯台に対する関心が「強烈な関心を持つこと」または「同じことを何度も繰り返すこと」と同じで、仮にある程度減少させたり、抑えたり、コントロールしたりしたらどうなっていたのか。ベンが関心を持っていることのおかげで、家族としての絆が強まりました。ベンは自分の興奮や喜びを分かち合ってくれたし、これからもそうするでしょう。アレックスを居心地のいい領域から弟の領域へ引っ張っていくことで、自分の領域から出るという怖い瞬間を克服して力強い思い出を作ることができました。

　この美しい永久的な建物の中で、アレックスとベンに会うほかの灯台マニアたちは、この二人を自閉症とは思わないでしょう。灯台が好きな二人の少年だと見るでしょう。これらの人たちが、先を急ぐ少年たちを、ニコニコしながらも目に涙を浮かべて見守っている母親をどう思っているのかはわかりません。が、私は気にもしません。というのも、目の前で二人が歩いていくのを見るのと、彼らが期待以上の素晴らしいことをしてくれて喜ぶのとに夢中で、そんな暇はないからです。

　もし（自閉症には）なじみのないママたちに、診断を受けてから経験するジェットコースターのような生活をどう始めればいいのかアドバイスすることがあれば、次のように言うでしょう。時には専門用語を忘れて、その代わりにその時その時のありのままの子どもを受け止めてください。じっくり時間をかけて子どもの世界に入ってみましょう。結果として、たとえ小さくても、あなたの子どもを彼らの世界からあなたの世界へと引っ張り出すことのできる、親としての不屈の精神が身についていることに驚くでしょう。

　そして私は、すべての母親が、そうしてあげたお子さんにありがとうと言われるよう、願ってやみません。

Alex and Ben

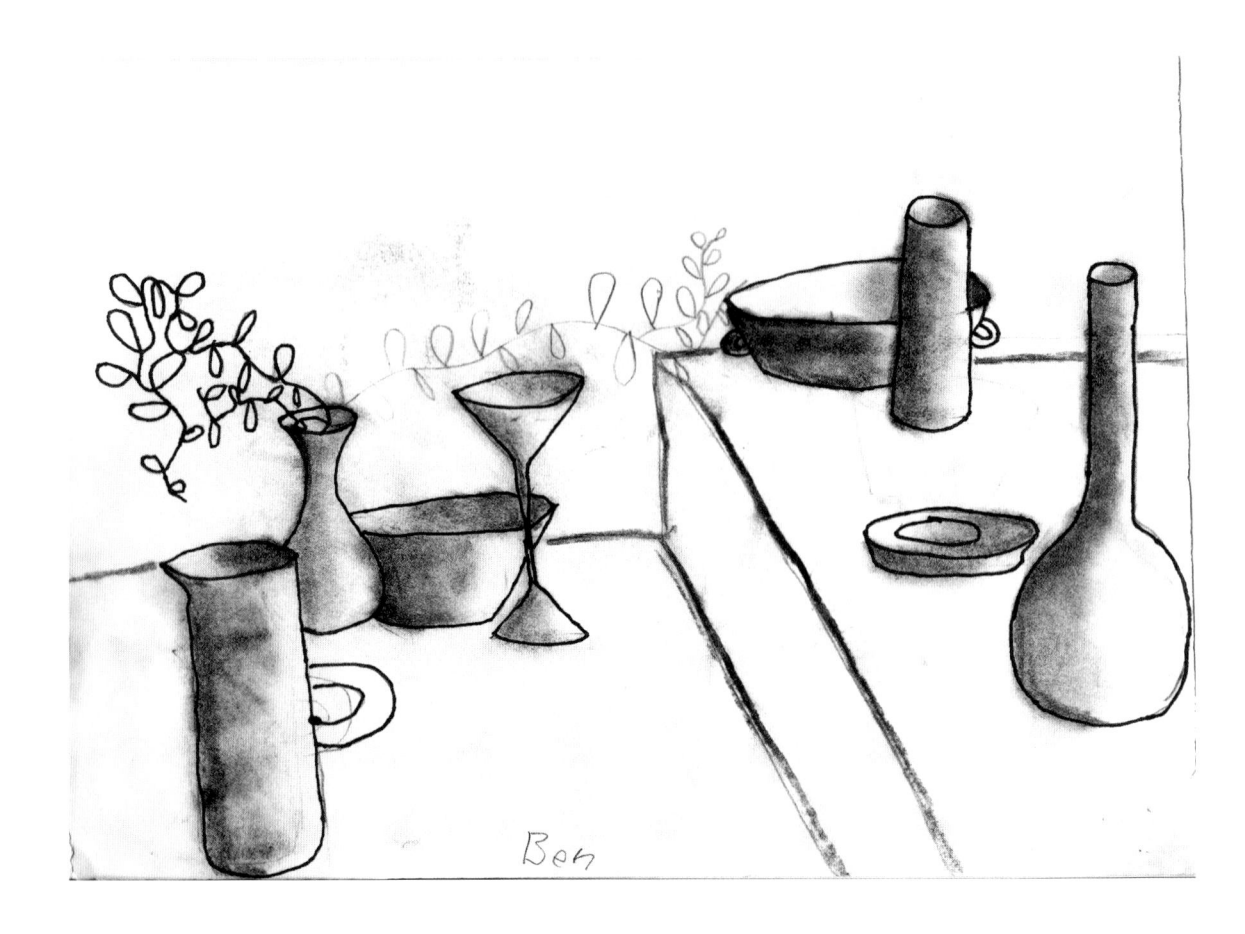

● フォトエッセイに関する情報

　5歳（ベン）、8歳（アレックス）：この文章が書かれた。

　9歳（ベン）：静物画（102ページ）を描く。

　※セブン・フット・ノールの写真 (Historic Ships in Baltimore) については掲載の許可を得ています。

おわりに

　典型的な特徴として、自閉症の子どもたちには誰ひとりとして同じ診断はありません。KKI自閉症ならびに関連障害センターの早期診断と早期セラピー介入のおかげで、自閉症の子どもたちが、希望と可能性にあふれた、より豊かな暮らしを送ることができました。社会性が向上したり、普通に生活を送れるようになったり、著しく向上したり、ギフテッドと後に診断された子どももいます。すべてよい方向に向かっています。

　自閉症の子どもを持つ親との取材や会話で気がついたのですが、ある親は注意深く「自閉症の診断があった」という言い方をしました。というのも彼らは、子どもたちが診断を超えて著しく向上するかもしれないこと、ギフテッドであることが判明すること、またはほかの新しい展開があろうことを知っていたからです。「決して、決して、決してあきらめない」、これが自閉症の子どもを持つ親の心構えです。改善の兆しは、いつもどこかで輝いているのですから。

　自閉症の子どもは独特だとか違っているとか、いわゆる「普通の」子どもを持つ親の目には映るでしょう。しかし私は、自閉症の子どもの独特さが、世界を動かす可能性を持っていると言いたいのです。この本を作成するにあたって出会った子どもに、将来の科学者、神経外科医、俳優、数学者、作家、発明者などを見ることができました。この本の目的は自閉症の啓発ですが、とくに、幅広く誤解されているであろう、知能は正常である自閉症に焦点を絞っています。

　ロンドンでランダ博士にお会いして、本を出版するということを初めて相談してから5年以上経ちました。KKIの多くの親や支援者の方々が、読者のみな

さんと分かち合えるエピソードを寄稿してくださいました。彼らの寛大な好意と、貴重なお子さんたちを写真やエピソードを通して紹介くださた勇気に、心から感謝いたします。

　私どもの道のりはまだ続きますが、KKIでの経験のおかげで、私どもは以前とは違う人生を歩んでおります。

　　　　　　　　　2014年1月　MAKIKO

日本語版刊行にあたって

　この本のオリジナル版は多くの方々の支援を受け、英国で2014年夏に出版されました。2008年5月にランダ博士とロンドンで家族と再会した際に、本を出してみませんかという漠然としたアイデアを朝食をともにしながら話をしたときから、6年後に実際に本がこの世に出てくるまでに起こったいろいろなことが、走馬灯のように蘇（よみがえ）ってきます。

　アイデアを出したものの、おのずと取りかかるのにも時間がかかってしまいました。実際、私の息子はその当時は、KKIのセラピー介入で見違えるように向上したとはいえ、特定不能の広汎性発達障害の徴候が強く出ておりました。せっかく引っ越しまでして入学した小学校からも理解を得ることが難しく、転校せざるを得ない状況となりました。本人に合った学校探しに奔走したり、幼かった下の子の面倒も公平に見なければなりませんでした。「毎年僕は学校を替わるの？」とぽつりと言ったのが思い出されます。何度も本人を連れて下見に行った特別支援がある学校だったのに、うまくいかなかったとは親として学校選びをどう間違えたのかと、心が張り裂けそうになりました。しかし、KKIのセラピーなしではこんなことさえ口に出して言うことができなかったことを思うと、早期診断、早期セラピー介入でどんなに状況が好転するかを、出版して訴えなくてはと自分を奮い立たせました。

　ある程度本の内容が充実してくるにつれ、支援していただいた方の数が世界4カ国、25人を下らない数にもなりましたし、自閉症というデリケートな内容でしたので、またしても時間がかかりました。しかし、次に転校した先では多大な理解を得ることができ、本人も学校になじむのが早かったのが何よりの救いでした。小児科医に勧められて診察を受けに

いった大学病院でギフテッドだと診断され、著名な大学の数学者から教わるようになりました。前の学校で問題児だとレッテルを貼られ、「平均以下」と担任に2年前に言われたのと比較すると天と地の差でした。ただ、ギフテッドになったからといって、おめでたいというわけでは必ずしもありません。ほかの発達障害児と同様に、何歳になっても継続して様子をみていくことが必要です。

　その後、ようやく本の原稿がほぼでき上がった段階で、モノクロ版で出すか、パステル調のカラー版で出すのかと支援者との間で議論になりました。前者と後者は単に色調を変えただけではないので、内容も本の雰囲気もかなり違ったものになっていました。コンペにモノクロ版の作品を出してみたり、その当時師事していたマグナム・フォトのアレックス・マヨーリとその同僚のセチュララボ（Cesuralab）の新進のフォトグラファー達に全作品を批評してもらったり、ロンドンのある出版社にアドバイスをもらったりして、結局全員一致で、モノクロ版で出版する運びとなりました。

*

　昨年の春の世界自閉症啓発週間にあやかって英国の大手の書店で二度目のサイン会を開きました。その時にサラ・ガステン＝マーという、国際的に活躍されている画家の知り合いが立ち寄ってくださいました。（私の本が日本の市場に出回るとはとても想像がつかなかったので、それまで試してもみなかったのですが、）後日彼女が連絡してきて、日本語版を是が非でも出すべきだと背中をドンと押されました。その後、訪ねた東京神田神保町の日本文芸社と話がトントン拍子に進んだのも、何かの縁かと存じます。

最後に、私などの相談を快く聞いていただき、ご理解を示してくださった、アサツー ディ・ケーの最高顧問 長沼孝一郎様に改めてお礼を申し上げます。
　および、日本文芸社・代表取締役社長 中村誠様、同取締役執行役員 吉田芳史様に本書の日本語版を刊行する夢のような機会をいただいたことに、深くお礼を申し上げます。また、本書を翻訳するにあたってお力添えいただいた同書籍編集部 吉村かつら様に心から感謝いたします。

2016年3月　MAKIKO

著書プロフィール

MAKIKO　ホール真紀子(まきこ)

英国在住の写真家、著述家。
青山学院大学文学部英米文学科卒業。フランス国立ポンゼショセ工科大学国際経営大学院卒業。ロンドン・ビジネス・スクール留学。外資系投資銀行勤務、経営コンサルティング会社勤務を経て、ニューヨークで独立、コンサルティング業を北米、日本において展開。
インターナショナル・センター・オブ・フォトグラフィー（ICP）にて白黒フィルム写真を学ぶ。国内外いくつかの受賞経験を機に写真と著作に専念するようになる。東京、パリ、ロンドン、ニューヨーク、バミューダ諸島、ボルティモア、ヴォー州（スイス・フランス語圏）、ヨークに在住する間、北米、日本、ヨーロッパで写真を展示。コンペに入賞しベネチア・ビエンナーレの本部カ・ジュスティニアン（'Ca Guistinian）にて2009～2010年に展示される。アレックス・マヨーリ氏（マグナム・フォト）に師事。
2006年より米国ボルティモアにあるケネディ・クリーガー・インスティテュートにて長男がセラピーを受けはじめた前後から、高機能自閉症と向き合った生活をはじめ、現在に至る。

ジョンズ・ホプキンス医科大学精神科、ケネディ・クリーガー・インスティテュートのレベッカ・ランダ博士からの協力を得て、6年越しの2014年8月に"beautifully different"という原題で本書を英国にて出版。
ユネスコ世界遺産に指定された直後に、長崎県の端島（軍艦島）へ旧島民と40年ぶりに上陸し、立ち入り禁止区域内を取材。笹川財団の支援を受け、2016年初夏にロンドン・スクール・オブ・エコノミックスにて個展を開催する予定。

ブックデザイン　桐林周布（amane design）

校正　玄冬書林

取材協力
レベッカ・ランダ博士
ジョンズ・ホプキンス医科大学精神科教授
　（ケネディ・クリーガー・インスティテュート、自閉症及び関連障害センター　およびREACH調査プログラム創始者、部長）
クリスティーヌ・バクター

ジェニファー・パーキンス・ブラウン
トレイ・ブラウン
ナンシー・バローズ
チェース・ジョンソン
リサ・ワトソン

協力
アレックス・マヨーリ（マグナム・フォト）
ビル・プロクター（ビル・プロクター・クリエイティブ・コンサルタンシー）

この本の印税はレベッカ・ランダ博士のKKIにおける自閉症及び関連障害の研究に寄付されます。

本書で紹介した子どもたちの作品および家族の手記については、ご家族に掲載の許可を得ています。

BEAUTIFULLY DIFFERENT by MAKIKO
Copyright © 2014 MAKIKO/West Village Imagery, LTD.
First published in Great Britain in 2014 by Matador,
Troubador Publishing Ltd

自閉症スペクトラム
異なるレンズで世界を見る

2016年3月30日　第1刷発行

著　者　MAKIKO
発行者　中村　誠
印刷所　図書印刷株式会社
製本所　図書印刷株式会社
発行所　株式会社 日本文芸社
〒101-8407　東京都千代田区神田神保町1-7
TEL 03-3294-8931（営業）03-3294-8920（編集）
Printed in Japan　112160301-112160301 Ⓝ 01
ISBN978-4-537-27869-9
URL http://www.nihonbungeisha.co.jp/
© Makiko Hall / West Village Imagery, Ltd.　2016
編集担当　吉村

乱丁・落丁本などの不良品がありましたら、小社製作部宛にお送りください。送料小社負担にておとりかえいたします。
法律で認められた場合を除いて、本書からの複写・転載（電子化を含む）は禁じられています。また、代行業者等の第三者による電子データ化および電子書籍化は、いかなる場合も認められていません。